U0295924

上海市卫生和健康发展研究中心
国外最新卫生政策研究译丛

VOICES IN
DEMENTIA CARE

倾听：
认知症护理
之声

[美] 安娜·德克森（Anna Dirksen）
[美] 威廉·哈兹尔廷（William A. Haseltine） 主编
丁汉升 主审
谢春艳 朱凤平 主译

 上海交通大学出版社
SHANGHAI JIAO TONG UNIVERSITY PRESS

内容提要

  本书基于对欧洲和美国各地认知症护理专家的一系列采访而成,这些护理专家在认知症护理方面具有十分丰富的经验。本书所描述的所有创新举措都是经过实践证明的,可以在医疗资源有限的情况下提升护理质量。本书所描述的全人护理、以人为本的护理、以人为导向的护理、利用科技来降低风险、增加自主性和护理质量,以及护理的无缝协调等实践,都可以应用于照顾认知症患者的各种环境中。本书不仅能够提升认知症患者的照护体验和生命质量,也能有效缓解患者家属面临的照护难等问题,减轻其心理和精神压力,提升患者家庭的整体健康与福祉。

图书在版编目(CIP)数据

  倾听:认知症护理之声/(美)安娜·德克森
(Anna Dirksen),(美)威廉·哈兹尔廷
(William A Haseltine)主编;谢春艳,朱凤平主译
. —上海:上海交通大学出版社,2022.1
  ISBN 978 - 7 - 313 - 26251 - 6

  Ⅰ.①倾… Ⅱ.①安…②威…③谢…④朱… Ⅲ.
①阿尔茨海默病-护理 Ⅳ.①R473.74

  中国版本图书馆 CIP 数据核字(2021)第 279867 号

倾听:认知症护理之声
QINGTING:RENZHIZHENG HULI ZHISHENG

主 编:(美)安娜·德克森(Anna Dirksen)
    (美)威廉·哈兹尔廷(William A Haseltine) 主 译:谢春艳 朱凤平
出版发行:上海交通大学出版社   地 址:上海市番禺路 951 号
邮政编码:200030   电 话:021 - 64071208
印 制:上海盛通时代印刷有限公司   经 销:全国新华书店
开 本:710mm×1000mm 1/16   印 张:14.25
字 数:231 千字
版 次:2022 年 1 月第 1 版   印 次:2022 年 1 月第 1 次印刷
书 号:ISBN 978 - 7 - 313 - 26251 - 6
定 价:68.00 元

国外最新卫生政策研究译丛

编　委　会

世界上的任何人，无关于居住何地，无关于年龄，都可享有高质量的、可负担得起的医疗保健服务，并因此获得健康且丰富多彩的生活。

致　　谢

本书根据吉恩·加利亚纳(Jean Galiana)和索菲亚·威登(Sofia Widén)的采访实录编写。

感谢本书的两位作者安娜·德克森(Anna Dirksen)及威廉·哈兹尔廷(William A. Haseltine)对本书在翻译及出版过程中的帮助,使我们能够有机会学习老年认知症护理的宝贵经验。在这里向所有那些曾经花时间分享他们在认知症护理方面的见解和专业知识的专家深表感谢。

感谢 ACCESS 医疗集团的吉恩·加利亚纳和索菲亚·威登,感谢他们致力于开展研究和访谈,并花费时间认真审阅和编辑笔录的终稿。感谢加里·韦伯(Gary Weber)和威廉·哈兹尔廷基金会(The William A. Haseltine Foundation)为在美国和瑞典各地开展的访谈提供了资金与支持。同时也感谢 ACCESS 医疗集团一直以来对改善全球认知症现状方面所做的工作,相信在我们的共同努力下,社会对认知症及认知症护理的看法一定会有所改观。

译 者 序

随着人口老龄化的加剧，认知症在全球发病率越来越高，是损害老年人健康与生活质量的主要威胁之一。我国是人口大国，日益庞大的认知症患者、照顾者群体及其家庭所面临的困境将会成为一个日益严重的社会问题。传统家庭照护模式面临社会变迁的挑战以及社会化照护服务供需矛盾突出等问题，认知症专业预防和干预服务体系建设亟须加强。但整体上，社会对认知症相关问题还不够重视，缺乏筛查与预防，诊断困难，患者就诊率低，目前我国并没有针对认知症的专项干预和保障政策，服务能力欠缺，这无疑会给即将到来的深度老龄化社会带来巨大挑战。

对于认知症的预防和干预，世界上很多国家经过多年的探索，已经取得了一系列卓有成效的经验，他山之石可以攻玉，总结这些典型国家和地区在认知症照护管理与服务方面的经验和教训，对应对我国日趋严峻的认知症问题具有重要的现实意义。《倾听：认知症护理之声》基于对欧洲和美国各地认知症护理专家的一系列采访而成，这些护理专家在认知症照护方面多年的经验表明，以人为本的照护模式具有重要意义，核心是增强认知症患者及其家庭的自主性，避免过度医疗化，在社区中为认知症老人建立富有支持性的生活环境和社会关系，尽量保留其熟悉的原有生活方式，了解其心理和社会方面的需求，创造足够的灵活度，而且能够增加社区的参与度，提升护理的可及性和人性化。

患有认知症的老人及其家庭急需专业机构和服务的介入，为认知症老人提供体面而有尊严的服务保障，提高认知症老人及其家庭的安全感、认知度和幸福感，是建设健康中国应有的题中之意。我们应在借鉴国际经验的同时，根据各地的具体情况，对现有的认知症管理及照护服务体系进行总结和改进，整合出一套适应当地社会经济和家庭具体情况的管理和服务模式,并且由机构照护向社区和家庭照护进行辐射和延伸,改善照护体验,提升生命质量,同时缓解家庭成员面临的照护难问题,减轻其心理和精神压力,提升整个认知症患者家庭的健康福祉。

2021 年 3 月 上海

目　　录

引　言

认知症会对其接触的每个人,包括认知症患者和他们的亲人、照护者、家人、朋友造成伤害。我们从来不曾知道何人或者何时会得认知症。在所有认知症中,最常见的类型是阿尔茨海默病,它会摧毁一个人的身体和认知能力。最终,它甚至可以阻止一个人在日常生活中执行哪怕最简单的任务。

患有阿尔茨海默病的人经常把它比作滚滚而来的雾,使人无法理解周围的世界。布莱恩·勒布朗(Brian LeBlanc)是一位游走全国的公共演说家,同时也是宣传认知症意识和教育的倡导者。他家族的四代人都被诊断出患有阿尔茨海默病。2014 年 10 月,他也被确诊。仍处于早期阶段的勒布朗先生在他的博客"一丝光亮"①(A Little Bit of Brilliance)中描述了他对这种疾病的感受。

> 想象一下你在路上开车。起雾了,能见度很低。由于大雾,你看不清东西,你对周围的环境很谨慎。突然间,你闯入了一片空地。你可以看到你周围的一切⋯⋯
>
> 你起身去拿东西,雾卷了进来,让你记不起自己在哪里,也记不起自己为什么在那里。你正在谈话中,浓雾滚滚而来,直到夜幕降临,把你所有的想法都挡住了,让你无言以对。你开车去一个非常熟悉的地方,雾又来了,你不知道自己在哪里。你必须依靠你的 GPS 告诉你去哪里。
>
> 这并非偶然性或一次性的事件。这是我每天发生,一天发生几次,或者说是典型的一天经历。雾有时浓一些,有时少一些,但它总是存在的。这是我的阿尔茨海默病的患病经历。

其他常见的认知症,如血管性认知症、路易体认知症和额颞叶认知症,对

---

① LeBlanc, B. (2015, March 14). Fog: It's Not Just a Weather Condition. Retrieved October 13, 2017, from https://abitofbriansbrilliance.com/2015/03/14/fog-its-not-just-a-weather-condition/.

个人和照顾他们的人来说都同样备受折磨。认知症对个人及其家庭的影响已经是巨大的,对整个社会的影响甚至更大。

认知症对全球的影响

全球近 5 000 万人患有认知症。这种情况发生得如此频繁、如此肆意,被称为"隐形流行病"。认知症患者的数量预计每 20 年翻一番,预计将在 2030 年达到 7 500 万,2050 年达到 1.315 亿[①]。

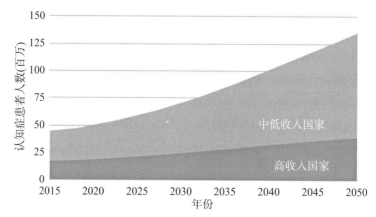

图 1　中低收入国家与高收入国家中认知症患者人数的比较

资料来源:《世界阿尔茨海默病报告》(2015)

如图 1 所示,认知症患者人数增长最快的是中低收入国家。目前,超过一半的认知症患者生活在中低收入国家。到 2050 年,这个数字将上升到三分之二以上。中国和印度因认知症而死亡的总人数较多,其原因是两国总人口较多,尽管认知症实际上只占总死亡人数的一小部分。根据人口规模的差异性进行调整后,死于认知症人数最多的国家实际上是芬兰[②]。

由于人口结构的变化,无论是生活在富裕国家还是贫穷国家的人们都活

① Prince, M., Comas-Herrera, A., Knapp, M., Guerchet, M., & Karagiannidou, M. (2016). World Alzheimer Report 2016: Improving healthcare for people living with dementia. Alzheimers & Dementia. doi: 10.1016/j.jalz.2015.06.1858.

② VanderZanden, A. (2014, December). A closer look at Alzheimer's disease worldwide. Retrieved October 13, 2017, from http://www.healthdata.org/newsletters/impact-13/deep-dive.

得更长,由此导致认知症发病率和死亡人数的增加。预计到 2050 年,60 岁以上人口数量将增加一倍以上,到 2100 年将增加两倍以上。虽然认知症不是由衰老引起的,但与年轻人相比,它在老年人群中更为普遍。目前,全球 60 岁以上人口的增长速度比任何其他年龄组都要快。

总而言之,各个国家及地区必须开始承担由认知症护理和治疗所导致的日益加重的经费负担。认知症是一种复杂的疾病,而提供高质量、协调性和低成本的护理对任何国家来说都是一个挑战。在医疗资源已经捉襟见肘的中低收入地区,挑战将更为艰巨。

最近的许多研究表明,在认知症的诊断和治疗方面,特别是在获得服务、疾病管理以及沟通和协调方面,都需要做出重大改进[①]。认知症患者经常接受分散化和不协调的护理,这种护理方式无法很好地满足他们的需求,同时也无法满足照顾他们的朋友和家人的需求。即使是治疗的第一步——诊断,对大多数人来说也是遥不可及的。绝大多数认知症患者还没有被诊断出来[②]。

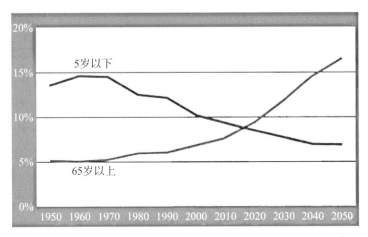

图 2　少年儿童和老年群体所占的全球人口百分比(1950—2050 年)

资料来源:联合国《世界人口展望:2010 年修订本》,载自 http://esa. un. rog/unqd/wpp.

---

① Prorok, J. C., Horgan, S., & Seitz, D. P. (2013). Health care experiences of people with dementia and their caregivers: a meta-ethnographic analysis of qualitative studies. Canadian Medical Association Journal, 185(14). doi: 10. 1503/cmaj. 121795.

② Prince, M., Comas-Herrera, A., Knapp, M., Guerchet, M., & Karagiannidou, M. (2016). World Alzheimer Report 2016: Improving healthcare for people living with dementia. Alzheimers & Dementia. doi: 10. 1016/j. jalz. 2015. 06. 1858.

ACCESS 医疗集团是一家全球性的非营利性组织，它致力于确保所有人，无论他们的年龄或健康状况如何，都能获得高质量和负担得起的医疗保健服务。在过去的两年中，吉恩·加利亚纳（Jean Galiana）和索菲娅·威登（Sofia Widén）访谈了来自丹麦、挪威、荷兰和美国各地的 60 多名老年护理和认知症护理专家。这些访谈有助于我们确定认知症护理的最佳实践。我们对这些实践的分析可以帮助公立和私立医疗保健服务提供者采用新型的、更经济的方式提供医疗服务。与此同时，它们还可以帮助认知症患者及其照护者了解此前他们可能并不知晓的创新护理模式。

在分析之后，我们提供了我们对老年护理和长期护理服务提供者关于认知症护理的访谈记录。这些护理专业人员的声音非常重要，因为他们描述了在有限资源下提供创新的高质量认知症护理所面临的挑战及意义。

基于我们对这些访谈笔录的分析，我们已经确定了我们认为的所有老年护理和长期护理提供者在向认知症患者提供护理服务时应该考虑的关键性最佳实践。这些最佳实践也可以由非正式的照护者加以调整和应用，比如认知症患者的兄弟姐妹、子女，或者是其他需要在传统照护机构之外负责照顾认知症患者的至亲。

融入的重要性

贯穿于下文各部分所有最佳实践中的一种概念是"融入"。这一观点在我们对"认知症行动联盟"（Dementia Action Alliance）的访谈中得到了最佳解释，该联盟是一个多元化的维权人士联盟，致力于为认知症患者创造一个更好的社会。凯伦·洛夫（Karen Love）是该联盟的执行董事。她讲述了创建该联盟的契机——该联盟是她与其他热衷于认知症研究的人员在了解到政府已经建立了一个由研究人员和临床医生组成的联邦咨询委员会，但里面却没有任何有关认知症的工作人员之后成立的。

她指出："（认知症患者的观点）至关重要。他们以独特的视角提供见解并解决问题。还有什么比这更好的呢？我不能理解为什么那些认知症相关的组织都没有融入那些患有认知症的人。他们堪比无价之宝。"

洛夫女士继续在更广泛的层面上描述融入的重要性："患有认知症的人群也需要融入社会。随着病情的发展，认知症患者失去了自发能力。这就是为什么那些患有认知症的人群什么事情都不做的原因。他们之所以不积极，并不是因为他们不希望自己积极，而是因为他们需要通过参与社会活动来激发。因此，融入和参与社会更有利于促进他们的健康。这将更好地实现他们的整体健康。但是，认知症患者的许多基本需求（比如参与）都没有得到满足。"

她的同事，联盟董事会的主席杰基·平科维兹(Jackie Pinkowitz)进一步描述了"融入"的概念："从'认知症行动联盟'成立之初起，凯伦和我就致力于'没有我们的参与，就不要做关于我们的决定'的概念。这个表达来自残障研究领域。我曾经教育过有特殊需求的孩子，后来我的母亲得了阿尔茨海默病，所以我拥有那种哲学理念和心态。我们知道，认知症患者的声音在任何重要的场合或地点都无法被听到。我们创立了一个完全由认知症患者亲自担任顾问的咨询委员会。"

融入的概念适用于下文描述的与认知症护理相关的所有最佳实践。事实上，我们的研究和分析发现，将认知症患者置于照护工作的中心是最佳实践之一。

以人为本的护理

以人为本的认知症护理是把认知症患者（无论其身体或认知状况如何）放在所有护理工作的中心，并改善其生活质量。这种类型的护理模式将尊重个体的优先需求、偏好和个性化，同时仍然确保他们的健康和福利得到妥善照顾。

珍妮·罗斯维克(Janne Rosvik)是一名注册护士，拥有奥斯陆大学的以人为本护理和认知症护理的博士学位。过去六年里，她一直在挪威老年健康咨询单位工作。罗斯维克博士在两位认知症护理专家汤姆·基特伍德(Tom Kitwood)和唐·布鲁克(Dawn Brooker)工作的基础上，建立了一个以人为本的护理实践模式，该模型基于四个关键要素：价值观(values)、个性化(individuality)、观点(perspective)和社会融入(social inclusion)。这种模式被称为 VIPS 实践模式。

在与 ACCESS 医疗集团的访谈中，罗斯维克博士讲述了以人为本的护理模式："以人为本的护理的核心理念是将认知症患者视为与其他人有着同等需求的人。他的大脑内发生的变化并没有改变他作为一个人的价值。这只是使他成为一个大脑有问题的人。他的感觉和情绪依然存在,甚至可能更加强烈。当一个人变得焦躁不安时,我们经常看到,这可能是因为他无法表达自己。我们需要学习如何运用我们所有关于认知症的知识来理解一个人对周围世界的看法。他大脑中发生的问题经常让他很难用言语来解释,所以他可能不得不使用其他的交流方式。我们有责任学习他的沟通方式。我们不只是试图让这个人变得没有攻击性,我们更应该尝试去理解他。"

罗斯维克博士开发的 VIPS 实践模式共包含 24 个指标,可以在任何情形下向照护者进行相关指导,确保他们为认知症患者提供以人为本的护理服务。这些指标是基于 VIPS 实践模式的四个核心要素。"V 代表以人为本的护理价值观。主要的价值在于,认知症患者自身以及他们的观点与我们作为照护者的观点一样重要。"她解释道,"I 代表个性化照护,这意味着我们观察并记录每个人的独特特征。这个人有什么特别之处? 他有什么特殊习惯? 他还有什么别的疾病吗? P 代表这个人的观点。在他看来,世界是什么样子的? S 代表社会融入性。他的社交需求得到满足了吗? 他是否融入与他人的社会交往中? 每个字母都有六个用于分析的子指标,这是 VIPS 实践模式的一部分。我们查验了所有 24 个指标,并确定其中是否有一个与给定的情况相关……这里的外部环境对他有好处吗? 环境中是否有什么问题正在困扰着他? 我们在乎他的观点吗? 他的人权得到保护了吗? 使用最多的是"I""P"和"S"指标,因为它们更具体,但是我们不会跳过这四个元素中的任何一个。这就是我们如何确保以人为本的理念成为护理的焦点。"

这种以人为本的护理实践得到了达维娜·波洛克(Davina Porock)的响应,她曾在布拉德福德大学(University of Bradford)接受了以人为本护理的课程培训,并最终在 2012 年建立了布法罗大学(University at Buffalo)以人为本护理研究所。作为她在该机构开展研究的一部分,她研究了如何测量以人为本。"如何确定以人为本的护理正在发生? 人们过去常说,'哦,以人为本就是对人友善。如果每个人都对老人好,就足够了。'远不止这些,"她解释道,"以人为本并不是老年人坐在养老院休息室的一角的椅子上睡觉的经典画面。仅让他们保持清洁干燥的做法实际上弊大于利。患有更严重认知症的老年人有时会出现所谓的'无法理解的行为'。他们可能会具有攻击性。有时,他们可能会打、咬,或尖叫。患有晚期认知症的老年人可能会变得焦躁不安,在地板上踱步,试图逃跑或反复大喊。这些行为被误解了。患有认知症的人无法理解是什么或谁在向自己进攻。他们无法迅速理解人们说的话或做的事。他们唯一能做的就是通过停止、打击或反抗来夺回控制权。这些行为需要被理解为压力反应，而不是不良行为。我们创造了一个恶性的社会环境，其中并没有把这些行为视为痛苦的反应。认知症患者除了做出消极反应外，几乎没有其他选择。其实，认知症患者只是希望像其他所有人一样，能够控制自己所处的环境和所发生的事情。"

她说："我们可以通过尝试以人为本的方法来减轻他们的压力。例如，我们可以改变我们说话的方式。我们可以确保不出其不意。我们可以给出视觉上的暗示（比如使用手势）来表达我们在做什么，而不仅仅是口头上的提示。一个具体的例子是握住患者的手，帮助他们清洁牙齿，而不是为他们刷牙。这些改变很简单，但都需要时间。必须提醒人们，这些以人为本的方法是非常重要的。而目前面临的挑战在于，如何在机构环境中灌输以人为本的护理流程。要让传统的养老院在其护理模式中包含个体化的价值观、喜恶等因素，可能会很困难。"

在长期护理机构中实施以人为本的护理

像罗斯维克博士和波洛克女士这样的研究人员一致同意，以人为本的护理是改善认知症患者生活质量和护理质量的一种最佳实践模式，ACCESS 医疗集团同时探索了这种方法在养老院、老年护理机构以及其他长期护理机构中的实际应用情况。

洛塔·罗佩（Lotta Roupe）在长期护理机构中担任老年护理护士已有 40 余年。2001 年，她毕业于由西尔维亚之家基金会（Stiftelsen Silviahemmet）资助的为期一年的教育项目，这是一个致力于改善认知症患者及其家人生活质量的非营利性基金会。西尔维亚之家的理念基石包括以人为本的护理，以及团队工作、家庭支持、沟通和人际关系的建立。罗佩女士目前在瑞典斯德哥尔摩的西尔维亚之家日托中心负责照顾患有认知症的年轻人和老年人。

罗佩女士描述了以人为本的护理是如何在护理机构中被实现的："如果一位患者需要寻找洗手间，却无法找到，那么工作人员可能会提前干预，引导他去洗手间。这种干预可以防止那个人因为找不到洗手间而感到困惑、焦虑或沮丧。照顾认知症患者的职责包括了解患者，能够读懂其发出的信号，能够介入并提供帮助,同时能够仔细考虑需要何时干预、何时退后。"

"为了提供以人为本的认知症护理,每位照护者都需要花时间去了解遭受认知症困扰的患者。照护者需要与每位患者建立良好的关系,从而提供以人为本的护理。照护者通过花时间与患者进行交流,讨论对患者重要的事情来做到这一点。他们与访客(患者)一起吃饭,一起坐下来喝咖啡,"罗佩女士继续说道,她用"访客"这个词来形容那些去日托中心的认知症患者,"工作人员不被视为照护者,他们也不认为自己是照护者。他们将自己视为访客的朋友,并以此方式进行交流。这是护理理念的一个重要组成部分,尤其是对患有认知症的年轻老年人。年轻的老年人不希望像患者一样被对待。较年轻的老年人希望在白天参加活动,并享受陪伴。虽然年轻的老年人需要支持,但他们同时希望被正常对待。"

西尔维亚之家日托中心的工作人员与访客的家属密切合作,从而确保了解访客各个方面的需求。家属每个月至少会收到一次来自日托中心的活动更新,但我们鼓励他们每天都参与其中,无论是通过拜访、电话、短信还是电子邮件等方式。每六个月,日托中心的照护者会重新评估每位访客的护理计划,以确保它符合西尔维亚之家理念的四个基石。护理计划通过不断地评估和调整来满足访客的需求。罗佩女士分享了对护理计划进行此类调整的一个例子:"比如,一位访客在刚来日托中心初期可以进行长时间的散步和绘画。大约 6 个月后,认知症可能导致他的某些身体和认知功能恶化。那个人可能再也不能画画或长时间散步了。这就是为什么工作人员需要不断更新和调整护理计划。每六个月,我们修订护理理念的每个组成部分,从而适应个人及其需求。与此同时,我们与其家人保持着密切联系,因为当访客的需求发生变化时,家人也会改变他们的想法。"

"通过让工作人员协同合作,从而了解他们所照顾的认知症患者的需求"这一方法在美国也得到了应用,例如屡获殊荣的认知症护理中心——朱砂崖(Vermilion Cliffs),该中心位于亚利桑那州的八福之家退休生活与老龄化服务社区内。该中心的工作人员每周开会讨论每个居民的个人需求和偏好。就像在西尔维亚之家的情况一样,与居民的家庭有一种密切的合作关系,并告知其居民护理计划的设计内容。每周例会为从保洁人员到中心主任的每一位工作人员提供照顾居民所必要的相关知识,并赋予其自主权,以尽一切可能的方式来帮助居民。

凯伦·米切尔(Karen Mitchell)是一名注册护士,自 1983 年以来一直在八福之家工作。她描述了朱砂崖中心的这些每周例会是如何塑造以人为本和以人为导向的护理模式的:"每个人都必须认识到,居民的需求和喜好正在指导我们的政策和操作规范。居民们通过如何应对问题来指导我们。谁最了解居民? 是每天都在房间里的保洁人员,而不是管理层或董事会。作为管理者,我们的工作是支持全体员工做他们认为对居民最有利的事情。每个人都需要了解这种文化。"

米切尔描述了她在朱砂崖中心的某层楼担任护士时发生的一件事。一位保洁人员注意到一位居民不像往常早上那样唱歌了。第二天,工作人员检查了居民的体温,发现体温升高了。"由于尿路感染,(那位居民)体温飙升,"米切尔解释说,"保洁人员每天听这位居民唱歌,她发现了其身体不适的早期迹象。她很了解这位居民。重要的是,保洁人员知道她应该表达她的关心,而同时,我们也会做出相应的回应。"

超越以人为本的护理

以人为本的护理模式适用于朱砂崖中心的所有护理领域。事实上,该中心所采用的方法已经超越了以人为本的护理,而转向了一种以人为导向的护理文化。在这种文化中,个人的愿望不仅处于护理的中心,而且还指导着护理工作。"这种模式要求员工百分之百地参与和负责任,"米切尔解释说,"当我们讨论修订一项制度时,我们听到(工作人员)说'这将打扰我的休息时间'或'我将无法完成五名居民的淋浴工作',我们会很不高兴。我们希望工作人员明白,做出这样的选择是为了让居民感到舒适。工作人员应根据居民的个人时间安排调整工作时间。这就是以人为导向的文化。"

以人为导向的护理可以显著改善个人状况,降低居民的失禁率,减少住院治疗,并同时提高工作人员、家庭成员和认知症患者的满意度。八福之家的教育和研究主任特纳·阿隆佐(Tena Alonzo)描述了以人为导向的护理模式是如何协助患者随时洗澡、睡觉和吃饭的,即使是发生在半夜。

"一般来讲,吃自己喜爱的食物的人寿命更长,并且,生活质量也更高,"阿隆佐女士说,"大多数居民需要日常活动的辅助。即使一个居民经常爱吃夜宵,他也无法独自在厨房里走来走去。因此,员工需要明白,关注居民的这个习惯也是他们的责任之一。"

此外,居民自行制定饮食计划还有其他益处,包括体重增加和减少服用立普妥(Lipitor)等药物。在朱砂崖中心,大多数居民平均每人每天服用四种药物(包括止痛药)。这低于全国的平均水平。

"几年前,我有幸到医学研究所进行演讲。当我谈到我们中心的药物使用率时,他们非常惊讶,"阿隆佐女士说,"对我们来说,这似乎是一种明显的生活质量选择。当患者得了绝症,你给他们开了很多药,他们通常无法进食,因为他们吃的药太多了。他们也可能感觉不舒服,因为药物对他们虚弱的身体有很大的副作用。因此,开始减少用药是有意义的。我们与患者家属讨论安理申(Aricept)和盐酸美金刚(Namenda)。这些居民可能已经服药9年了,药效可能已经不佳,甚至完全不起作用。现在它们只是在制造'昂贵'的尿液和胃部不适感。"

米切尔女士继而补充道:"我们想要的是正确的药物、正确的剂量、适用于正确的患者,并有正确的用药理由。一些患者可能需要药物治疗,但你必须调查他们所有药物的使用情况。我们看待一切事物的方式都是实验性的。我们一直在研究哪些药物有效,哪些无效。每当停用一种药物时,我们会密切关注任何积极或消极的影响。我们几乎总是看到积极的影响。同时,我们也会仔细地记录和观察。这些记录有助于我们与检查员沟通,也有助于我们取得良好的健康结果。除此之外,检查员需要确保我们做出的选择更安全,这将使我们的居民获得更好的结果。"

减少药物的使用正在产生积极的连锁反应,包括药物管理人员的减少,解决药物问题的医生咨询电话的减少,以及不良事件上报数量的减少。当朱砂崖中心取消对居民的睡眠时间限制后,也可以看到类似的积极结果。米切尔女士说:"如果让人们随心所欲地睡觉,那么当我们帮助他们起床时,他们会感到更加快乐。如果居民对我们叫醒他们,并迫使他们下床不会感到生气的话,我们就可以减少对工作人员数量的需求。同时,这个发现也适用于吃饭、洗澡和所有其他活动。"

纽约州的一个长期护理社区——圣约翰之家,也提供了以人为导向的护理模式,其应用具有显著成效。该社区为阿尔茨海默病和认知症患者提供护理服务。丽贝卡·普里斯特(Rebecca Priest)是圣约翰之家的专业护理管理人员,这里的居民平均居住时间是三年左右。在接受ACCESS医疗集团的采访时，普里斯特女士全面概述了所有员工每天如何进行以人为导向的护理，以及其对居民健康的影响。她描述了一位患有认知症的居民 J 先生：

J 先生是一个生活在"机构"中的认知症患者。在"机构"中生活意味着与所处各个阶段的认知症老年居民生活在一起。J 先生的认知症表现出来的方式是他经常需要寻找。他需要寻找东西。他需要探查所处地点。他一直很忙。他是马拉松运动员。他是一个狂热的旅行者……

J 先生的某些习惯有些让人震惊。像 P 先生这样的神志清醒的老年人会说："你为什么要抚摸我的头发？"一些居民会从睡眠中醒来，发现 J 先生坐在他们的房间里。我们深入研究了如何帮助 J 先生与工作人员和居民融洽相处。我们与他和他的家人一起确定他需要什么。咪咪·德文尼（Mimi DeVinney）是我们的认知症专家。她花时间观察 J 先生，从而了解他的习惯和未满足的需求。咪咪发现 J 先生未满足的需求是接触。触摸是一种非常个人化的活动。咪咪注意到没有人主动触摸他。她说："让我们尝试这样做。当我们看到 J 先生时，让我们尝试拥抱他。也许我们可以提供他渴望的一些人际关系。"

她还为 J 先生的家人进行了相关指导。他的妻子大吃一惊，因为她很长时间没有亲密地抚摸她的丈夫。而这里的工作人员会尽情拥抱他。有时他会走开去，这意味着他不想拥抱。

建立拥抱制度有效地阻止了 J 先生为了寻求身体接触而触摸他人。这给了他一个很好的方式来建立他需要的联系。拥抱还能帮助工作人员以不同的方式看待他。他成了大家的好朋友。当我拥抱 J 先生时，我们彼此之间分享的联系是积极向上的。

我们想创造一种方式，让人们知道 J 先生是什么时候进屋的。我们用他的故事做了一个活页夹书册。这本书分享了他作为叔叔和作为一个专业人士的细节和照片。他的妻子分享了他们共同生活的故事，包括新旧故事。这本书把 J 先生描写成一位叔叔和一位丈夫。它提醒读者，他是一个优秀的专业人士和马拉松运动员。当居民们知道他生活的细节时，就不再害怕他了。他可能无法谈论这些细节，因为他的大脑已经无法触及这些过往。J 先生现在被看作是一个患有认知症的人，而不是一个四处游荡的陌生人。

普里斯特女士虽然是"以人为导向"护理模式的热情支持者，但她也承认，由于州政府或联邦级别的安全与医疗法规，要维持一个百分之百的"以人为导向"的护理模式仍然存在挑战。例如，如果一个居民想在无烟环境的圣约翰之家内吸烟，他们是不被允许的。因此，工作人员必须为居民制定一个外出吸烟的计划。该计划由卫生部详细审查。同样，如果一个居民想要在厨房里储存食物，工作人员有义务确保食物被安全存放，并且设定合理的储存期限。正如普里斯特女士所指出的，这些规定实际上都是基于风险规避的原则。

降低与认知症相关的风险

降低居住于长期护理中心以及居家的认知症患者的风险是护理的一个重要方面，是不能被忽视的。不幸的是，照护者和家庭成员往往会从认知症患者手中夺走控制权，以错误的方式来试图保护他们免受身体或其他方面的伤害。

艾伦·鲍尔（Allen Power）博士是一名注册认证的内科医师和老年医学专家，是罗彻斯特大学的医学临床副教授，也是美国内科医师学会和美国内科医学学会的会员。同时，他也是一位国际教育家，研究老年人护理模式的转变，尤其是那些认知能力发生变化的老年人。鲍尔博士在与 ACCESS 医疗集团的访谈中详细探讨了认知症护理的安全性、保障性和高质量之间相互冲突的动态关系。

"我们倾向于从狭义的角度来看待安全与保障。它是从一种人身安全的角度，是防止最坏情况发生的诉讼视角，"他说道，"我不想低估任何人受到的伤害，但是我们看到的只是安全问题的一面。我把'安全'一词定义为同时支持情感和心理安全。许多的限制措施，包括锁上的门，却有相反的效果。这些措施实际上使人们觉得更不安全，因为他们不能出去，不能自由行动。他们感觉被困住了，而且经常觉得自己需要逃离那里存在的某些东西。结果，我们用一种自认为'安全'的方式换取了另一种'安全'，而且在很多情况下，却让人们感觉更糟。这扇上锁的门真的对居民或医疗机构有所帮助吗？"

创新的以人为本的护理模式要求照护者首先消除让患者想要逃离的压力源，而不是真的把门锁上。"世界上没有任何办法可以保证生活质量并规避所有风险。我们必须不断地应对风险，"鲍尔博士说，"我们必须明白，每有一个人离开这个家，就有数百人在服用抗精神病药物，他们每天都在紧锁的门后遭受痛苦和精神创伤。他们正在退缩，放弃生活。这永远不会成为新闻。我们必须权衡这两者。"

全球知名的德霍格威克（De Hogeweyk）认知症村庄每天都在他们所在的组织中采用这种方法。该村庄位于阿姆斯特丹郊区的韦斯普（Weesp）市内。被美国有线电视新闻网（CNN）称为"认知症村庄"的德霍格威克村庄允许所有的居民在这片占地四英亩的建筑群中自由走动。这里有超市、发廊、剧院和邮局，就像其他村庄一样。商店里工作的都是穿着普通衣服的照护者。该中心还有一个健全的安保系统（包括摄像头），监控整个村庄的活动。这里也只有一扇通向小镇综合设施以外的大门，可以通往城镇的其余部分。居住在德霍格威克村庄的居民都患有严重的认知症。

创造促进自主和选择自由的环境

埃洛伊·范·哈尔（Eloy van Hal）是德霍格威克村庄的创始人之一，也是该组织中的一位主要开发者。"德霍格韦克村庄的居民过着自己的生活，"范·哈尔在接受 ACCESS 医疗集团采访时解释说，"他们可以在整个村庄中随意走动。每位在村庄工作的人员，不管是志愿者还是其他工作人员，都要对居民负责。当居民们四处走动时，我们都会照顾他们。我们都密切注视着他们。我们在需要的时候支持他们。我们也邀请居民参加日常活动，比如去超市买东西。这种小镇模式使居民们可以在街上或俱乐部活动中自由交往，结识其他人。有时居民甚至可以到其他人家中拜访。有时他们会留下来吃晚饭。每个家庭的照顾者也可以互相交流。晚餐后，照护者帮助居民找到回家的路。认知症小镇的设计理念允许当地居民做出自己的选择，并遇见有着相似兴趣和爱好的其他人。"

"日常生活对患有严重认知症的人来说是个挑战，"范·哈尔说，"传统的养老院或医院总是让人感到困惑和有压力。让人们感觉他们的世界似乎很危险。而我们想让他们的世界变得更容易辨认、更安全，让他们生活得更舒适。德霍格威克村庄还让当地的居民变得更加健康。他们比生活在一般长期护理机构的居民活得更长久，吃得更好，而且看起来更快乐幸福。

然而，范·哈尔承认，德霍格威克村庄的生活并非没有风险，降低风险是一个重大挑战。德霍格威克村庄的综合设施大大降低了居民面临的风险。虽然它运作起来像一个真正的村庄,有开放的街道和附近的商店,但它最终仍是一个封闭和戒备森严的社区。范·哈尔说:"长期目标是创造一个无论如何都不会封闭、对居民来说相对安全的环境。我们需要与社区合作,提高人们对认知症的认识。每个人都应该意识到这些症状。一旦我们提高了意识,就可以讨论存在的风险和如何进行风险预防。这将使认知症患者有更多个人选择和表达喜好的权利,从而提高他们的整体生活质量。我们可以建立一个开放的、对认知症友好的社区。我们想要创造一个综合性村庄,让那些没有认知症的人也可以在里面租赁公寓。我们可以有一个由不同种类居民组成的多元化村庄。就像我们为儿童创造一个安全的环境一样,我们也应该为认知症患者创造一个安全的环境。几十年后,我想我们甚至可能不再需要认知症村庄了。或许,我们可以创建一个对认知症友好的社区。这是我们对未来的展望。"

然而,在全球范围内实现这一愿景可能还需要多年时间,因为许多不同国家和地区政府对独自在街上行走的严重认知症患者实施了限制。尽管如此,在微观层面上,认知症患者的照护者还是可以为他们创造支持自主、个人选择和自由的环境。荷兰的霍夫与希姆(Hof en Heim)护理机构在他们的科妮莉亚霍夫(Cornelia Hoeve)农场创建了一个类似的开放性认知症友好社区。农舍里共有 12 套公寓,那里曾经是农场里的马厩,如今已进行了精美的翻修。

该中心鼓励居民积极地参与农场的所有日常活动,如打扫房屋、洗碗和洗衣服。此外,他们也被邀请到农场周围的花园工作,而且,这些劳动都不是强迫性质的。农场里的看护人员跟随居民的节奏,适当时提供必要的支持,让居民可以随心所欲地吃饭、睡觉和与他人共度时光。

农场里的一切设计都是为了让居民生活得更方便。例如,家具通常被漆成鲜红色。患有认知症的人通常面临着视力的严重衰退,而随着认知症的恶化,明亮的红色是他们最明显能够看到的颜色之一。安妮·赫德尔(Annie Herder)在科妮莉亚霍夫农场当了五年的管理者,现在在霍夫与希姆护理机构的另一家养老院工作。她描述了农场的理念:"我们对认知症护理的愿景是关注居民的生活环境。气味、颜色、形状、灯光和声音对人们的感觉和行为有很大的影响。认知症患者的大脑对此特别敏感。虽然我们对这种情况无能为力,但我们可以控制环境因素。这就是我们的愿景。环境越舒适,认知症患者的行为就越不疯狂。这里的家具、灯光、花园等一切设施看起来都令人愉快。"

与此同时,这些原则同样适用于爱励集团(Aleris)运营的老年护理机构。爱励集团是一家位于丹麦、挪威和瑞典的私营斯堪的纳维亚医疗保健公司。琳达·马丁森(Linda Martinson)是斯德哥尔摩爱励集团奥丁斯隆(Odinslund)养老院的管理者。该养老院对居民生活环境影响的各方面都进行了关注,甚至包括饮食。马丁森女士说:"当我们为认知症患者提供食物时,必须拥有一个安静平和的环境。研究还表明,古典音乐能刺激食欲。当我们吃饭的时候,我们会播放古典音乐来营造一种平和的氛围。此外,我们还使用不同的颜色。患有认知症的居民欣赏他们盘子里的颜色对比。土豆、肉和沙拉是很好的搭配。这将有助于我们的患者了解他们在吃什么。认知症的一个症状是,你将无法记住信息。因此,你需要在服务和展示食物的方式上做到具体和与众不同,这非常重要。"

值得一提的是,像所有那些最具创新性的认知症护理倡议一样,奥丁斯隆养老院也遵循以人为本的护理模式,即照护者必须遵循患者的个性化需求。他们鼓励所有居民积极参与活动,建议居民承担一些家庭小责任,如分发书籍或制作桌子。居民通过参与日常活动来寻找意义,从而提高他们的生活质量,并在照护者的协助下维持独立。如果居民能保持独立,他们就能更长时间地维持自主权,并在日常生活中获得更大的自由。

新技术的潜力

对于一个患有认知症的人来说,能够居住在自己家中,过着自己以往的生活,对于他们来说可能就是最大的自由和自主。然而,认知症患者独自在家中的生活会随着疾病的发展而变得十分困难,这是由于他们失去了照顾自己所必需的运动和认知能力。当认知症患者与他人同住时,这种负担对于非正式的照护者来说常常变得难以应付,这些照护者通常是未经训练的家庭成员或亲密的朋友。

随着科技的快速发展,认知症患者能够逐渐克服一些居家生活中遇到的阻碍,并尽量推迟前往长期护理机构。为认知症患者提供服务的最新技术之一是智能生活(intelligent life)。智能生活是一个信息技术系统,可以有效监控认知症患者的安全和行动,并提供一个有效的沟通和计划平台。该平台将患者与所有正式和非正式的照护者联系起来,并允许他们与患者就重要事件进行相互交流与提醒。

智能生活系统使用传感器技术和复杂的计算机算法来支持认知症患者。例如,如果一个患有认知症的人经常在半夜醒来上厕所,床和墙壁上的传感器会检测到这个动作,计算机算法会记录下这个动作。一旦这个程序在系统中建立起来,下次那个人醒来去洗手间的时候,系统就会自动打开走廊灯和浴室灯,引导那个人去洗手间。一旦他躺回到床上,灯就会自动关掉。

该系统还可以监控厨房里的活动,检测是否有炉灶开得太久,有无被遗忘的可能性。在这种情况下,炉灶可以远程关闭。通过照护小组对个体日常活动的记录,该系统可以提醒照护者去关注一些其他问题。例如,如果系统知道某个人每天两次进入厨房去准备食物,然后突然有一天他不进入厨房,那么系统会将这项信息变动的提示通知给照护小组,然后照护者可以检查该患者的健康状况。如果没有这类技术,家人或朋友就算是外出参加重要的活动,也可能不愿意让患有认知症的亲人暂时无人照料。有了这项技术,照护者就能重新恢复自由,并在离开家的时候,也可以及时收到信息提醒。

同时,该系统还可以在非常早期的阶段发现较小的和不太紧急的问题,通常比照护者可能注意到的问题要早。博·伊弗森(Bo Iverson)是智能生活系统的销售和市场部经理。他解释道:"我们可以看到你是否即将生病,是否感到焦虑。如果你的行为偏离正常情况的百分之三十,我们会发送提醒。我们可以将设计用作对话工具。我们了解你生活中正在发生的事情。也许你通常一个晚上去一次洗手间。现在,你一夜起来四次。是因为你发生泌尿感染了吗? 出什么问题了吗?"

"有一位女士每天都痛苦不堪,"他继续说道,"她一次只能睡40分钟。我们通知了照护者,他们请来了医生。医生给她开了新的药,她又可以重新睡着了。"

此外,该系统还具有通信和社交网络元素。用户可以使用提供的平板电脑给朋友和家人发信息,或通过视频与他们联系。平板电脑内有日历和任务应用程序,使照护小组中的成员都可以安排预约和拜访时间。这个共享的日历让照护小组内的每个人都知道,该用户是否有足够的时间与朋友和家人在一起,从而可以有效避免认知症给他带来的孤独和寂寞。

改善整体生活质量的技术

荣升(Rise)养老院是位于丹麦城市奥本罗(Abenraa)的一家使用智能生活系统的长期护理机构。荣升养老院采用了大量的新技术来改善居民的生活。这远远超出了智能生活系统的范畴。这家养老院有一个名为"触摸和游戏(Touch and Play)"的软件,它是专门为认知症患者设计的。居民可以使用在线界面来观看电影、玩游戏或使用应用程序等来帮助防止认知能力下降。

该养老院除了拥有让居民自行喂养和照料的真实动物外,还为他们投资了治疗性机器宠物伴侣。当机器宠物被居民抱住时,它们会做出反应;当居民感到压力或愤怒时,它们会安抚居民。

格尔克·德·波尔(Gerke de Boer)与安妮·赫德尔(Annie Herder)在科妮莉亚霍夫农场为认知症患者服务,他们对机器人的使用非常乐观。在未来的十年里,他们希望科妮莉亚霍夫农场的所有居民都能拥有自己的私人机器人,作为陪伴、早期探测系统和提醒居民的工具。"机器人改善了生活,特别是对老年精神病患者来说,"德·波尔说,"机器人需要识别一个人是悲伤、高兴、快乐还是担忧。认知症导致大脑被损坏的患者的情绪很容易被误导。当他们看到一个机器人微笑时,他们真的认为它是一个微笑的人。这就是为什么拿着娃娃的老年人认为它是一个真正的婴儿。雇佣的机器人还将帮助提醒居民吃药、锻炼身体,并让他们保持清醒。"

最高级别的协调护理

辅助生活技术和数字解决方案对于确保护理的无缝协调也至关重要。只有将本书前几页中描述的最佳实践整合到一个护理体系中时,才能得到最有效的实施。在这个体系中,家庭成员、朋友、医生、护士和长期护理机构的工作人员对他们所照顾患者的需求和愿望有着一致的理解。

智能生活技术已经由丹麦南部的奥本罗市全面推行。该系统连接到各个市政健康记录,确保认知症患者、其非正式照护者和正式医疗保健系统之间的整合护理服务协调。奥本罗市拥有悠久的传统,即在公立医疗机构提供的护理服务之外,还将鼓励私立医疗机构的科技创新。奥本罗市政府负责所有区域及地方的医疗保健服务,包括初级保健、家庭护理、老年人护理、康复护理、精神护理以及养老院和其他专科医疗机构的管理。同时,它还为当地医疗保健服务提供 20% 的费用报销比例,比如住院医疗服务。例如,一个当地的公民住院,政府将承担其 20% 的住院费用。这样做是为了促进公民的健康,激励他们继续在奥本罗市过着积极向上、健康和独立自主的生活。

雅各布·金达尔(Jakob Kyndal)是奥本罗市社会关怀和医疗保健主任。在与 ACCESS 医疗集团的访谈中,他描述了当地政府如何协调以人为本的认知症患者护理,并将私立医疗机构、公立医疗机构、正式与非正式的照护者都聚集在一个目标上。

"我们已经开始了一项新的使命宣言,该宣言将使我们机构中的 1 700 名员工专注于同一个目标,而不是让每位员工都在不同的方向上奔波,"金达尔先生解释说,"我们试图做的是向各个学科灌输同样的观念,一种共建多学科合作、共同专注于公民个体康复的观念。我们在辅助生活技术和发展方面采取务实的态度,把它作为日常业务的一部分,而不是在实验室里完成。我们让工业企业去做。例如,他们可以去欧登塞(Odense)研究机器人。我们尝试做的事情很简单——与市民协同发展。我们告知工业企业来找我们谈合作,因为在这里我们可以提供一个自然、实用、以人为本的环境,在这里他们可以直接与那些将要使用他们的解决方案的机构一起工作。我们大家一起合作开发解决方案。"

当地政府通过一个共同的目标与私立医疗机构建立紧密的合作,从而开发创新的模式来协调护理服务,并能够克服复杂的挑战——即在有限的资金范围内跨多个机构提供以人为本的护理服务。由于智能生活系统开发等科技创新,这种方式还可以让认知症患者在家中居住得更久。

荷兰也采用了类似的护理协调方法,那里是布尔茨格(Buurtzorg)①社区护理模式的发源地。布尔茨格是荷兰语"社区护理"的意思,它是高质量居家护理的一个非常成功的典范。它是十年前由乔斯·德·布洛克(Jos de Blok)护士创建的,最初只有四名护士参与。因为他们对传统的居家护理模式感到不满,所以开发了这个模式。在传统的居家护理模式中,护士常常与其他医疗服务提供者分开工作,并被沉重的政府官僚机构所拖累。布尔茨格社区护理

---

① 编者注:一些出版物将其译为"博组客"。

模式使用新技术来登记有护理需求的个体居民，并组织协调护理。然后，由最多 12 名护理人员组成的自行组织的小团队来提供护理服务。照护者通常是护士，他们是需要照护的居民及其家人的健康咨询专家。他们专注于预防保健和提供一些初级护理服务。他们根据需要协调更专业的护理服务。世界上许多其他国家的政策制定者正在应用这种模式。

"我们需要为医护人员提供足够的自由，让他们去做自己认为可以帮助患者的事情。我们需要相互合作。目前的医疗保健问题不是一个人能独立解决的，"德·布洛克先生在接受 ACCESS 医疗集团采访时说，"我试图让每个人都参与进来，包括患者和护士。如果一个社区的几个人都在为解决同样的问题奋斗，我们就可以制定集体计划来支持这些患者。我认为，我们已经开启了一个重要的进程，从而引发了一场关于我们如何做到这一点的公开性讨论。"

简化医疗保健系统，将医疗保健的经济因素与提供医疗保健服务分开。"我们把经济部分和专业部分分开。我们所做的每件事都没有报酬。相反，我们创建了一个收入足以支付所有必要成本的组织。"德·布洛克说道，"与其他医疗机构相比，我们的组织架构有所不同。我们的组织是扁平化的，层次更少，管理成本更低。布尔茨格社区的管理费用是 8%，相比之下，一般的医疗机构是 25% 或 30%。我们的员工都是受过良好教育的医疗工作者，他们可以根据自身在社区看到的情况设计自己的护理模式。因此，我们的员工各有不同模式的相关技能。我们可以花更多的钱来提升护士的受教育水平。我们也可以把更多的时间花在互联网和社交媒体支持的网络上。我们可以为社区中的每个人提供医疗保健服务，甚至是那些没有保险或没有公民身份的人。"

布尔茨格社区和本书中描述的其他护理机构提供的具有成本效益的护理模式，对于认知症护理至关重要。据估计，2016 年全球范围内的认知症相关成本为 8 180 亿美元。截至 2050 年，认知症患者的数量将增加一倍以上，与认知症相关的医疗费用将很快达到数万亿美元。

对非正式照顾者的支持

如果能够延长认知症患者在自己家中的生活时间，政府的医疗资源就可以得到最大限度的利用。像布尔茨格社区这样的项目和像智能生活系统这样的技术有助于实现这一目标，但临时居家护理和新技术不足以保障严重认知症患者的安全，并使他们在家得到长期护理。影响认知症患者能否留在家中的最大因素之一是，每天照顾他们的人——配偶、儿子、女儿或朋友——能否继续承受照顾他们的沉重负担。

那些照顾认知症患者的人经常承受很大的压力。当他们看到他们所爱的人变得越来越疏远，认知能力越来越差时，他们会感到极度的压力、沮丧、抑郁和孤独。与此同时，他们还面临着照顾认知症患者的身体负担，因为认知症患者失去了对自我基本活动能力的控制力。

支持非正式照护者是一种必要的具有成本效益的干预措施，从而确保认知症患者获得高质量的照护。玛丽·米特尔曼（Mary Mittelman）博士是纽约大学医学院精神病学系的研究教授。她开发了纽约大学照护者干预项目，这是一个基于循证的项目，为照顾认知症患者的配偶、伴侣和家庭成员提供支持。干预措施包括四个部分：个人咨询；家庭咨询；每周支持小组会议；以及咨询师在照护者需要帮助的任何时候提供电话支持。

"该项目包含干预的整体实施是至关重要的。例如，你不能单独提供家庭咨询，即使它是最有效的因素，"米特尔曼博士说，"纽约大学照护者干预项目是一个整体，每个部分都有贡献。这就像烤蛋糕。你不能把一种配料拿出来，却得到同样的蛋糕。如果你拿出来了，就会做成一个不同的蛋糕。"

在三十余年的时间里，米特尔曼博士和她的团队对该项目的干预措施进行了反复测评。在其中一次测试中，向干预组提供纽约大学照护者咨询和支持服务，而对照组仅得到有限的支持。该研究的结果是显著的。"干预组内照护者的抑郁症状较少。尽管患者的行为没有改变，但他们对患者行为的应激反应要轻得多。他们对健康状况有着更好的自我评价，"米特尔曼博士解释说，"我们将照护者在干预组的患者安置到护理机构的时间，相比于对照组的患者，延迟了一年半。两组照护者对社会支持、来自家庭和朋友的情感支持和来自家庭和朋友的帮助的满意度，以及主要照顾者感到亲近的人数，都产生了显著差异。这些指标也同样适用于所有其他结果。"

美国政府资助了纽约大学照护者干预项目的研究和发展，前期的资助单位是国家心理健康研究所，后期更改为国家老龄化研究所。正如米特尔曼博士在采访中所提到的，美国政府喜欢这项研究的结果。大约十年前，美国老龄化问题管理局（Administration on Aging）要求各州申请资金，开展他们称之为"社区转化"的干预行动。到目前为止，在美国、澳大利亚、以色列等国家，已经有十几个关于这种干预项目的转化和试验。

　　纽约大学照护者干预项目目前是认知症护理领域的最佳实践。实际上，本书描述的所有创新举措都是经过实践证明的，可以在医疗资源有限的情况下提升护理质量。全人护理、以人为本的护理、以人为导向的护理、利用科技来降低风险、增加自主性和护理质量，以及护理的无缝协调，这些实践都需要应用于照顾认知症患者的各种环境中。我们鼓励您阅读我们上述分析中描述的具体创新举措。在接下来的部分，我们提供了对美国和欧洲认知症护理专家的完整版访谈笔录。

第一部分

融入的倡导

认知症患者的生活

——对布莱恩·勒布朗(Brian LeBlanc)的访谈

1 关于布莱恩·勒布朗

布莱恩·勒布朗是一位患有阿尔茨海默病的全国公共演说家。他是认知意识和教育的倡导者。勒布朗先生是认知症行动联盟的顾问委员。该联盟提高了人们对认知症患者生活状况的认知。在老年认知症协会中,勒布朗先生是全国早期咨询小组和地方执行委员会的成员。

同时,勒布朗先生也是圣约翰关怀组织(Covenant Care)的领导委员会成员。该组织为各种形式的认知症(如阿尔茨海默病)患者和他们的亲人开发项目和服务。勒布朗与妻子香农(Shannon)以及两个孩子住在佛罗里达州的彭萨科拉(Pensacola)。

在这次采访中,勒布朗先生讨论了他为消除阿尔茨海默病和其他形式认知症的误解和耻辱感所做出的努力。他还分享了作为一名认知症患者积极参与生活的经历。

2 访谈内容

吉恩·加利亚纳(JG): 请您分享一下关于认知症的个人经历。

布莱恩·勒布朗(BL): 我是家族里第四代患阿尔茨海默病的人。我五十五岁了。我的曾祖母得了阿尔茨海默病。她有七个孩子。在这些孩子中,有一个是我的祖父。他的一个姐姐得了阿尔茨海默病。那个姐姐有十个孩子。一个是胎死腹中。其余九人都患有阿尔茨海默病。我的外祖父和外祖母有两个孩子——我的母亲和我的姨妈。我姨妈得了脑癌，我妈妈得了阿尔茨海默病。我是五个孩子中的一个。我是最小的。我是唯一一个有这种病的人。我父亲患有血管性认知症。我妻子的祖母死于阿尔茨海默病。

我从20世纪80年代初就开始研究这种疾病。我看到过阿尔茨海默病对患者产生的影响。当我发表关于阿尔茨海默病和其他认知症相关疾病的演讲时，我并没有试图把它描绘成一幅美丽的画面，因为它并不美好。这种疾病没有任何好处，特别是没有治愈方法或治疗手段来减缓病情的发展。

我的朋友是当地的音乐家，他和我在老年护理机构给居民唱歌。当我说我要去老年护理机构为阿尔茨海默病患者唱歌时，周围的人都吓坏了。他们担心我将会接触到许多患有更严重认知症的人。我的想法是，希望当我成为他们的时候，也会有像我一样的人来这里唱歌。你无法相信歌声是如何照亮了他们的脸庞！音乐把人们带到一个不同的时间和地点。音乐让你忘记思考过去的自我和以往的生活。

最近，我和妻子去看了詹姆斯·泰勒（James Taylor）。他快七十岁了。他感觉仍然像以前的詹姆斯·泰勒。这音乐把我带回到（二十世纪）七八十年代。我坐在那里，脸上挂着最灿烂的笑容。我觉得这太棒了。

JG：在您患有阿尔茨海默病的这些日子里，有没有发现在疾病治疗、耻辱感或预防方面有所改善？

BL：不幸的是，并没有。我来告诉你为什么。如果你和任何人谈论癌症，他们的回答是："你是指脑癌、前列腺癌、乳腺癌、胰腺癌还是其他类型的癌症？"他们列出了所有不同种类的癌症，因为他们了解它们。他们了解所有关于癌症的知识，因为有治疗和治愈这种疾病的方法。人人都知道艾滋病、心脏病和糖尿病。说到阿尔茨海默病，他们只知道这是老年人会得的病。我们需要让大众对阿尔茨海默病和其他形式的认知症有更多的认识。希望我们能激发出诚实的对话，慢慢地消除这种疾病普遍存在的耻辱感和恐惧感。

JG：您加入认知症行动联盟的咨询委员会是为了提高认知症的意识和教育吗？

BL：是的。我也是圣约翰关怀组织的领导委员会成员。我是老年认知症协会全国早期咨询小组的成员。在当地，我同时也是阿尔茨海默病协会的执行委员会成员。我不再工作了。我所做出的努力都是自愿的。为认知症患者鼓与呼是我的职业。我想参与其中。你知道桑迪·哈尔佩林（Sandy

Halperin)是谁吗?

JG：我知道。但也请您分享对哈尔佩林先生的看法。

BL：桑迪·哈尔佩林住在佛罗里达州的塔拉哈西(Tallahassee)。他也是阿尔茨海默病协会和认知症行动联盟领导咨询委员会的成员。他和我一样，也患有阿尔茨海默病。他一直致力于倡导认知症患者过上充满活力和积极向上的生活。他鼓励我参与认知症的宣传，提高人们对认知症的认识。是他激励了我。我打算从他手中接过火炬，并继续发光发热。去年12月，我在华盛顿特区参加美国退休人员协会的技术分会小组讨论。我对所有观众讲述了我的故事。

JG：您在教育和宣传方面还做过什么?

BL：我是个社交媒体达人。我有自己的脸书(Facebook)主页，专门针对阿尔茨海默病患者。网页的题目叫"我的阿尔茨海默病的患病经历"。我有一个名为"阿尔茨海默病——旅程"的博客。我在推特(Twitter)上也很活跃。我在佛罗里达的狭长地带做过很多演讲。我偶尔会去蒙哥马利、莫比尔和亚拉巴马州的伯明翰演讲。只要我收到演讲邀请，任何地方我都愿意去。

JG：您在演讲中传达了什么信息?

BL：阿尔茨海默病不再是老年人的疾病。人们应该知道认知症和认知症相关疾病之间的区别。我还谈到与该病有关的耻辱感。阿尔茨海默病伴随着非常严重的病耻感。人们认为阿尔茨海默病患者什么都做不了。我们中有很多患有阿尔茨海默病的人生活得还算不错。当我们在华盛顿的时候，我们在咨询委员会讨论了耻辱感。我们12个人都患有认知症。大家都很惊讶，我们居然能四处走动、交谈，而且听起来还挺聪明的。人们心想："这怎么可能? 这个人得了阿尔茨海默病。我的祖母得了阿尔茨海默病，她住在一家老年护理机构，什么也做不了。"我向他们解释说，总有一天我会和他们的祖母一样。我不知道这什么时候会发生。然而现在，我很享受我的生活。

JG：您现在看起来一切正常。

BL：今天你是在美好的一天见到我。我也有很多糟糕的日子。那些日子很艰难。我妻子在那些日子里对我的帮助非常大。

JG：糟糕的一天有什么特点?

BL：在糟糕的日子里，我的大脑无法正常工作。在过去的两个早晨，我一直很难开始思考。有时困难会持续一段时间。有时它很快就过去了。我可能会花很长时间来决定穿什么。这次和你预约的谈话对我很有帮助,因为我知道我必须摆脱困境不去想它,才能与别人明智地交谈。

JG:把您的信息表达出去是否有助于集中注意力,从而有所回报?

BL:是的,当然。

JG:从所有为宣传认知症和提升意识的努力中,您还得到了什么其他的好处?

BL:大家给的反馈。我每次演讲结束后,听众就过来打招呼。这使我感到快乐。他们的评论令我受宠若惊。他们经常说我很勇敢,演讲时说话充满激情。他们认为,我能分享我的故事非常了不起,并帮助他们消除对阿尔茨海默病的耻辱感。每次演讲后观众的反应都一样。我看着他们说:"我怎么能不这样做呢? 如果我不倡导和分享我的经历,我可能只能坐在家里的躺椅上——可能会让我的大脑陷入混乱。这让我保持活跃。"如果我能通过谈话和解答他们的疑问来教育大家,让大家意识到阿尔茨海默病,我们都将获益匪浅。而这对我的好处可能比对观众的好处更多。

JG:您认为公众对认知症的重视程度不够吗?

BL:是的。我这么说并不是有意冒犯,但我在 11 月全国橄榄球联盟 (National football League)的足球赛季对所有人都穿粉红色队服而感到愤怒。我知道他们正在努力提高人们对乳腺癌的认识。但我问自己:"阿尔茨海默病的紫色在哪里?"所有在足球比赛中造成的头颅损伤都会导致认知问题,我想他们在某些赛季会穿紫色衣服的,我要把它作为我的使命。

JG:请告诉我更多关于您的博客文章《阿尔茨海默病患者愤怒的一面》的信息,这是为认知症行动联盟而写的。

BL:那篇博文的灵感来自我和妻子香农的一次互动。有一天晚上,香农和我开车从我的一个演讲现场回来。我问她我的表现如何。她知道当我问问题时,我想要一个诚实的答案。她只是哭了起来。我想:"我说了什么,做了什么? 她说:"人们看到的是经过修饰的你。他们看到的是曾经的你的样子。为什么他们看不到我每天面对的那个愤怒、困惑、沮丧的你? 为什么他们不知道每天早上在你能说话之前需要服用偏头痛药物和热敷?"

我以前在市场营销部门工作。我出现在每周广播和电视节目中。我无法解释我是如何做到的,也无法解释为什么会这样,但当我面对一群观众时,那个驻留在我长期记忆中的公关人物就会跳出来并且接替我。我无法控制它的

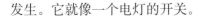

发生。它就像一个电灯的开关。

几个月前，一家地方新闻电台采访我时，我告诉他们，我希望他们在我患认知症的全程都能关注我。我不希望他们只报道好的方面。我想向人们展示的是整个画面。我的妻子香农鼓励我做出的选择。

JG：您已经成为一个完美主义者了吗？

BL：是的。我一直都是。现在它被放大了。像穿衣服这样简单的事情对我来说也是费力的。我花了太多时间考虑穿什么。有些事情曾经对我来说很轻松，现在却变得困难了。最近，我甚至花了几乎一整天的时间来修剪一棵灌木。而这在过去是很容易的一件事。现在我对每件事都一丝不苟。就好像我非常专注于手头的任务。但是，这对我的家庭不利，因为有时我太紧张了。

JG：您还有什么想和我们的读者分享的故事吗？

BL：昨晚，我在推特上看到了一句话，好像是这么说的："我的眼睛还能看见，我的耳朵还能听见。我的内心依然是我。只要知道我还是那个我。别忘了我。"我失去了朋友，家人也因为我的阿尔茨海默病而疏远了我。我相信那是因为他们不知道怎么跟我说话。我猜他们担心自己可能会说一些我听不懂的话，或者问我一个我不知道答案的问题。他们没有意识到我还能工作。我认为这也是《阿尔茨海默病患者愤怒的一面》这篇博客文章的部分灵感来源。我姐姐是唯一愿意和我交流的人。而我的另外三个兄弟并不愿意和我交流。也许是因为他们看到了疾病对我母亲的影响。当我母亲处于阿尔茨海默病晚期时，她停止了说话。她喜欢音乐。她会看着我们，然后开始唱歌，但没有说话，只有声音。她忘了歌词，但还是记得曲调。她会唱《音乐之声》里的曲调，表示她很高兴。我们必须尝试理解一种不同的交流方式。我想知道我的兄弟们是否也这样认为。正因为不和我说话，所以他们无法得知。

JG：您是否通过宣传、教育和培训活动找到了其他的社交渠道？

BL：是的。我会与其他的阿尔茨海默病协会咨询委员会成员进行交谈。我们都患有这种疾病。当你与他人进行交谈时，你知道自己可以问这样的问题："当你站起来的时候，是不是感觉马上就要跌倒了？"每个人都会笑着说："是的，这种事每天都会在我身上发生一两次。"身体失衡是一种我们以前并没有意识到的与阿尔茨海默病有关的症状。我们所有人都经历过它，但从来没有谈论过它，因为我们身边没有任何人可以交谈。这种交谈有助于让我们不觉得一切都很糟糕。

JG：阿尔茨海默病协会咨询委员会是否变成了一个让成员相互支持的团体？

BL：完全正确。我们有相似的困难和经历。我们在顾问团服务为期一年，始于去年7月，并将在今年6月结束。有些成员早就开始建议我们应该每月开一次例会。但愿我们接下来能继续交流，互相支持。我们可以安排自己的电话会议，每个月左右开一次。它不必是一切的结束。我们可以继续向前迈进。我们只需要记得互相打电话联系就可以了。

JG：您一定会记得的。感谢您参与本次访谈，也感谢您为宣传认知症所付出的所有努力。

BL：也谢谢你。

（访谈结束）

认知症的重新定义

——对认知症行动联盟的凯伦·洛夫(Karen Love)、
杰基·平科维兹(Jackie Pinkowitz)和
隆·平科维兹(Lon Pinkowitz)的访谈

1 背景

认知症行动联盟是一个致力于改变对认知症的理解和态度的志愿者联盟。该联盟是有关认知症对话、教育和宣传的可靠来源。认知症行动联盟的使命是帮助创造一个能使认知症患者过上充实、丰富多彩、受人尊重和积极向上的生活,并使他们的家庭和照护者可以得到充分支持的和谐世界。该联盟努力使"融入社区生活"成为认知症患者的标准。

联盟的活动包括通过召集和联系认知症患者来扩大他们的声音,这将更好地为影响他们的政策、实践和研究提供信息。该联盟致力于通过推广"生活经历",即真实的认知症患者以多种有意义的方式参与生活的故事,来消除那些对认知症患者的耻辱感和歧视。该联盟还向公众普及有关认知症的种类和阶段的知识。该联盟倡导旨在改善认知症患者健康状况的政策、实践和研究,并提供有关认知症患者全面生活经历的资源与材料。

认知症行动联盟由一个董事会和一个由真实专家们组成的咨询委员会所领导——这些专家们都是认知症患者。联盟成员认为,强调认知症患者的见解和经历,对于消除障碍,促进他们在不受歧视或耻辱感的情况下,过上完全融入社会、丰富多彩的生活来说至关重要。认知症行动联盟正在与一支包含着思想领袖、组织和社区的积极团队进行合作。

该联盟建立了工作组,重点关注认知症与艺术、沟通交流、健康促进以及认知症与技术。

认知症行动联盟致力于为认知症患者提供以人为本的支持。该联盟制定了以人为本的认知价值观和原则，他们相信这些价值观和原则将促进认知症患者的情感、社会、身体和精神健康。他们的视频《以人为本的重要性》捕捉到了这些价值观和原则。认知症行动联盟的其他出版物包括：《与认知症一起生活：改变现状》《一项关于确定认知症优先事项的全国性调查》《认知症护理：质量鸿沟》和《言语的重要性：请看着我，而不是我的认知症》。

认知症行动联盟资源中心提供通往博客、书籍、脸书页面、报告、论文和其他出版物、视频和电影的链接，以及从不同角度向各种人群普及认知症知识的网站。

在本次采访中，凯伦·洛夫、杰基·平科维兹和隆·平科维兹各自描述了认知症行动联盟的发展史。他们详细介绍了该联盟为帮助认知症患者与社区工作者以及决策者建立联系所做出的不懈努力，并通过描述那些过着有意义的生活并融入社会的认知障碍人群，致力于消除认知症的耻辱感。

② 关于凯伦·洛夫

凯伦·洛夫是一位老年病专科医生，同时也是老年支持与服务方面的专家，她的专长是老年认知症护理。在职业发展方面，她从一名语言治疗师开始，逐渐过渡到长期护理管理者，曾经担任过多项职务，其中包括老年认知症服务主管。在过去的 16 年里，洛夫女士是一名专业顾问与研究人员，致力于研究长期护理环境中的文化改变，以及如何提高认知症患者和照护者的健康水平。

1996 年，她成立了一个非营利性的倡导和教育组织，称之为 CCAL（促进以人为本的生活方式）。CCAL 是认知症行动联盟的创始机构之一。该联盟的领导委员会是由认知症和轻度认知障碍患者所组成的，它是一个全国协作联盟，致力于帮助认知症患者的全面生活，支持那些关心照顾他们的人，并消除现实生活中损害他们健康的耻辱感。洛夫女士目前担任认知症行动联盟的执行董事。

她参与创立了三个全国性老龄化倡议组织，在美国参议院老龄化特别小组委员会提供了两次证词，发表过大量文章，并曾经作为老年人权益倡导者在全国性电视栏目中发言。

③ 关于杰基·平科维兹

平科维兹女士是一位医学博士,作为认知症行动联盟的董事会主席和"未来时代"的管理合伙人,她专注于加强以人为本或以人为导向的服务,以及在居家、社区和居住环境中的老年人和残疾人服务。她是 QualityHealth.com 的消费者顾问。在那里,平科维兹女士协助企业创建以消费者为中心的全国性行动计划,并通过与技术应用公司的合作与咨询,提高护理质量和生活质量。她在专业刊物、消费者刊物和同行评议刊物上发表了许多文章,并经常在全国性会议和峰会上发言。

平科维兹女士是退休研究基金会项目"联合和连接——建立全国认知症关爱之声网络"的共同领导人。2015 年,平科维兹和她的合著者获得了基于该项目的《老年护理杂志》(*Journal of Gerontological Nursing*)所颁发的埃德娜·史迪威(Edna Stilwell)写作奖。2013 年,平科维兹女士在美国国立卫生研究院资助的北卡罗来纳大学(CEAL - UNC)以社区为基础的参与式研究项目(以人为本的护理)的项目管理团队中任职。她曾连续三年担任华盛顿特区国家辅助生活卓越中心的副主席,并担任过医疗研究质量协会与辅助生活卓越中心的公开合作社成员,以及北卡罗来纳大学与辅助生活卓越中心基于社区的药物管理参与性研究合作的成员。她从罗格斯大学(Rutgers University)获得教育学硕士学位,并拥有为特殊人群服务的高级认证。

④ 关于隆·平科维兹

隆·平科维兹先生是认知症行动联盟董事会成员。他专注于通过新兴技术和以人为本的方法来推进医疗管理和长期护理服务。作为一名顾问,平科维兹先生运用他在销售和营销、营销沟通和组织系统方面的专业知识来帮助创立公司。他曾在津村国际(Tsumura International)集团担任新业务开发、国际销售和市场副总裁。平科维兹先生拥有纽约大学人力资源和咨询专业的硕士学位。

5 **访谈内容**

吉恩·加利亚纳(JG)：是什么启发您创立认知症行动联盟的？

凯伦·洛夫(KL)：读高中时，我曾经在一家养老院当护理助理员。这段经历奠定了我将对什么热爱一生。我爱上了这里的居民。我特别喜欢认知症患者。我会问自己，为什么我们早上不帮他们穿衣服。我也想知道，为什么我们不让他们参与活动或者努力尝试与他们沟通。我当时18岁，拥有明亮的双眼，很担心老年人被忽视。养老院的管理人员希望在早上安排居民洗澡。我开始偷偷在晚上给他们洗澡，因为他们不想在早上洗澡。我觉得那些患有认知症的居民受到了不人道的对待。当我在乔治·华盛顿大学读研究生时，我曾经在医疗保健服务应届规培项目中的长期护理项目组工作。我们探索过认知症护理的最佳实践模式。在20世纪80年代末至90年代初，许多现存的最佳护理模式并没有被发现。英国老年心理学家汤姆·基特伍德（Tom Kitwood）是这项事业的领导者，被认为是国际上以人为本的认知症护理之父。他天生就知道如何与有认知障碍的人交流。他发表了一些重要的研究发现，这些发现对后来的认知症护理产生了影响。

然后我开始从事辅助生活机构的管理工作。在当时，试图经营以人为本的辅助生活机构就像生活在荒野西部。我觉得有必要组织一群志同道合的行业专家，一同来探索这个行业如何从宏观角度做出重要的改变。我发起了一个全国性的消费者保护组织，名为"辅助生活消费者联盟"。

杰基·平科维兹(Jackie Pinkowitz)的母亲患有认知症，住在密歇根州的一家养老院。三年后，杰基的岳父被诊断出患有阿尔茨海默病。我父亲也被诊断出患有阿尔茨海默病。我们的个人经历使我们致力于改变认知症护理，并为减轻认知症的耻辱感而斗争。

杰基·平科维兹(JP)：认知症行动联盟是以使命驱动的。这就是为什么我们使用口号，由有目标的人来推动。我想说的是，联盟是由有目标和激情的人来推动的。

KL：我们在美国老年化人口增长之初创立了这个协会。养老院无法照顾越来越多的认知症患者。养老院没有得到适当的管理。我记得在长期护理机构里的老年人遭受虐待和忽视的故事。

最终，我们看到了重大进展，如 1987 年的《综合预算调解法案》(OBRA)。法案通过后不久，就制定了相关法规，将每个房间的居民人数限制在 3 人及以内。我知道这听起来并不令人印象深刻，但在法案通过之前，一些养老院出现过六个人住在一个房间里的情况。此外，养老院对特殊饮食的关注很少。也几乎没有专门针对认知症的专业培训。药剂师每三个月才核查一次药物。

我们与当时的参议员约翰·布鲁(John Breaux)进行了合作。他看到了我们使命中隐藏的智慧。在我们的殷切期盼下，他和他的工作人员成功地将业界的顶尖人士聚集在一起。该联盟由医疗服务提供者、倡导者和医生组成，并开始了为期 18 个月的成长和发展时期。我们是少数几个积极倡导以人为本的长期护理团体之一。这是一个很大的挑战，因为在这个行业里有很多老派的思想家。最终，我们以有效的方式颠覆了这个行业。多年来，我们将工作重点和活动转移到以人为本的认知症护理。

JG：是什么促使您去调查哪些照护者和认知症患者希望成为全国认知症资助的重点人群？

KL：2011 年获得通过的《国家阿尔茨海默病计划法案》(NAPA)。这是美国首次将大家召集起来解决阿尔茨海默病，但并非认知症。该法案主要集中于阿尔茨海默病的治愈方案。我们认为该法案应包括所有认知症，并应为患有认知症的患者及其照护者提供资助。那时我们起草了一份题目为《认知症优先重点——来自一份全国性调查问卷》的文件。该调查发现，患有认知症的人群及其照护者希望将更多的国民支出用于支持他们的日常生活。

JP：《国家阿尔茨海默项目法案》是我们成立认知症行动联盟的催化剂。虽然有数百万人试图帮助患有认知症的家庭成员，却一直没有在全国范围内进行讨论。我们成立了认知症行动联盟，致力于帮助认知症患者及其家庭成员获得支持和服务。我们的重点是护理而不是治愈疾病。

KL：我们就政府建立的一个由研究人员和临床医生组成的联邦咨询委员会而感到沮丧，因为该委员会内没有任何患有认知症的工作人员。

JG：你们是如何将认知症患者纳入认知症行动联盟的呢？

JP：从认知症行动联盟成立之初起，凯伦和我就致力于"没有我们的参与，就不要做关于我们的决定"的概念。这个表达来自残疾人的世界。我曾经教育过有特殊需求的孩子，后来我的母亲得了阿尔茨海默病，所以我拥有那种哲学理念和心态。我们知道，认知症患者的声音在任何重要的场合或地点都无法听到。我们创立了一个完全由认知症患者组成的咨询委员会。

同时，凯伦和我还意识到，让那些患有认知症的人参与到认知症领域所有公立和私立组织中的重要性和价值。我们建立了一个全国性的协作项目，让认知症患者能够在虚拟世界中互相联系，并与世界各地的患者进行交流，分享他们的见解和问题。

JG：和我说说你们的工作组吧。

KL：我们联合起来的人员参加了各种反映他们具体领导领域的工作组。每个工作组中至少有一人患有认知症。他们的观点至关重要。他们以独特的视角提供见解并解决问题。还有什么比这更好的呢？我不能理解为什么那些从事与认知症相关的组织都没有融入那些患有认知症的人。他们堪比无价之宝。

我们还将认知症患者与联邦、州和社区各级的决策者联系起来。去年，著名的认知症倡导者（同时也是认知症患者）桑迪·哈尔佩林（Sandy Halperin）会见了负责老龄化管理局的行政助理秘书凯西·格林利（Kathy Greenlee）。

同时，患有认知症的人群也需要融入社会。随着病情的发展，认知症患者失去了自发能力。这就是为什么那些患有认知症的人群什么事情都不做的原因。他们之所以不积极，并不是因为他们不希望自己积极，而是因为他们需要通过参与社会活动来激发。因此，融入和参与社会更有利于促进他们的健康。这将更好地实现他们的整体健康。但是，认知症患者的许多基本需求（比如参与）都没有得到满足。

JG：许多其他国家在美国之前就开始了老龄化的扩张。在认知症的支持和护理方面，这些国家是否领先于我们？

KL：戴维·卡梅伦（David Cameron）召开了首届八国集团（G8）认知症峰会。英国政府拨出了相当数量的资金用于认知症护理。他们没有直接提供资金，而是把奖项颁发给基层的优秀工作者。

JG：该结果是否被跟踪？

KL：是的。约瑟夫·朗特里（Joseph Rowntree）基金会对此进行了评估。对认知症友好的英国是一个强有力的倡议，对认知症友好的开端是因为他们在老年人口增长方面领先世界。此外，日本也在为老年人生产创新型的机器人产品。

JG：您指的是海豹帕罗（PARO）吗？

KL：如果你曾经见过拥有海豹帕罗的人，你就知道他们很喜欢它。除了帕罗机器人，日本还在研发更先进的机器人技术。

JG：请描述您对转向生物-心理-社会-精神医学模式的想法。

KL：阿图尔·加万德（Atul Gawande）精彩地讲述了生物-心理-社会-精神医学模式。他认为，我们曾经对医疗保健的设想是错误的。我们认为，医疗保健应该是关于安全和身体健康的。我们的重点应该是一种健康状况，而这并不是仅仅通过身体健康来实现的。它包括生物、心理和精神方面——这是生物-社会-精神模式。精神方面指的不一定是宗教，它也可以是看一次美丽的日落。它是任何可以触动你心灵的一切。所有这些方面都构成了我们的健康状况，对认知症患者而言尤其如此。多年来，我做了很多关于参与度的研究。我们大脑中的大部分仍未被开发。当我们与某人产生联系或做一些有趣的事情时，大脑的一部分有能力释放神经递质化学物质，它能使我们感到快乐。其实，我们可以通过这些方式来建立与认知症患者的沟通桥梁。

JP：当然，这些方式还需要被深入研究，并且，从患者家庭到治疗所在医院的所有相关者都应加以实践。教育和意识的提升可以促进认知症患者更好地融入各种周围环境，包括诊所、社区等。

KL：在美国，以及世界上很多地区，都着重关注健康状况中的生理健康部分。我们使用急症医疗模式来治疗慢性疾病。我们正试图打破我们国家对认知症的原有想法、态度和做法。

JP：我们努力让不可见的变得可见。

JG：关于认知症，您认为什么是不可见的？

JP：优先寻找治愈方法，却忽视照顾者和认知症患者需求的实践；存在于认知症周围的耻辱感；以及对认知症友好社区和企业的需求。

JG：您参与了哪些活动来解决这些问题？

KL："关爱对话"就是其中之一。

JG：请描述一下"关爱对话"活动。

JP：我们举办约30人的非正式友好聚会。他们包括认知症患者、家庭照顾者、社区居民（如警察和商店老板）和临床医生。这次活动持续了一个半小时。这是一场引导式谈话。"关爱对话"是一个友好的平台，让参与者分享他们对认知症问题的想法。照顾者可以分享他们面临的挑战和应对方法，这可以帮助他人。医疗服务提供者和其他人在听到这些谈话后对认知症患者有了不同的认识。许多人错误地认为所有的认知症都是晚期。那些患有认知症的人与群体中的其他成员进行互动,这有助于其他人在患者疾病恶化前了解患者。参加聚会的人在结束谈话后可能会想——"这是位艺术家",而不是"这是位患认知症的女人"。

隆·平科维兹(LP):另外,我们还接待了一些制药公司的高管,他们正在研发一种治疗认知症的产品。他们与终端客户进行交流并直接从他们那里获得反馈。在谈话之前,他们完全不了解一个人如何在患有认知症的情况下还能美好地生活。那是一次很重要的谈话。

JG:像引导一场对话这样简单的事情真的能潜在影响某类药物的研发或者背后的驱动因素吗?

JP:是的。我们希望这种活动也能激励社区中的倡议者们,鼓励他们定期举办"关爱对话"。谈话内容可以是各种各样的主题,比如可以着重于如何使社区更友好地对待认知症患者。这不仅需要在实体环境中得到改善,还需要建立人与人之间的联系。如果任何人想在他们的社区中举办"爱心对话",欢迎与我们联系。我们将全力支持并给出相应指导。

KL:以下是我们在华盛顿的对话之一。这是一位认知症患者女儿的发言:"认知症对每个人都有不同的表现。我认为,对那些有亲人和朋友患有认知症的人来说,你将面临对未知的恐惧。你不知道它将如何影响每个人。我认为未知是非常可怕的。如果你有一个朋友患有乳腺癌,你知道将会发生什么,因为有乳房切除术、放疗、化疗。也许他们会掉头发。可是,认知症是不同的情况。我曾经与一些人进行交谈,他们的祖父母或父母都患有认知症。一位女士告诉我们,'当我的祖父患上认知症时,我们很高兴,因为他以前是个很刻薄的人,但患了认知症后,他是有史以来最可爱的人。'而另一位谈话者却有着完全不同的经历。此外,还有一个问题是人们不知道该对患有认知症的人说些什么。"

我们会精心挑选我们的谈话小组。我们在华盛顿主持了一场"关爱对话",因为这里有许多在联邦政府工作的人,他们负责制定法律和全国性政策。然而,他们并不理解认知症患者的生活。我们邀请他们与五位认知症患者进行对话。坐在刚刚发言的认知症患者女儿旁边的是一位制药公司的高管。另一位参与者是美国退休人员协会的高级执行副总裁。我们有两名首席执行官和长期护理服务提供者。一共有 42 个人参加了那场"关爱对话"。他们的椅

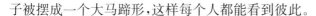

子被摆成一个大马蹄形,这样每个人都能看到彼此。

LP:直到最后都没有人想离开。

KL:是的,最终我们被赶出了租的场地。

LP:我们甚至可以在那里待上两天。因为没有人想停止交谈。

KL:最终这场谈话持续了两个小时。它向我们展示了这种互动的需求和渴望。我们希望在全国范围内开展"关爱对话"。这种对话是重要的,但是参与者选择用新学到的知识来做什么更为重要。它在社区里埋下种子。我们协助促进参与者的联系和合作。我们还建立了一个小型社区智库,专门研究认知症。然后由对话参与者带头。

JP:他们把消息带到大街上。他们知道可以随时与我们联系。令人惊讶的是,我和凯伦接到了来自世界各地的人们的电话。我们总是用一颗开放的心去倾听。有时对话的参与者需要我们的专业知识和支持;有时他们只是希望与志同道合的人保持联系。

KL:我们可以证实他们对认知症或与认知症斗争时产生的担忧,因为我们自己也经历过,而且我们的咨询委员会也是由那些患有认知症的人组成的。

JP:"关爱对话"的另一个组成部分是,我们希望鼓励人们创建一个"关爱愿望"笔记本。患有认知症的人通常很难传达自身有关其护理计划和生活方式选择的愿望。在考虑将来的护理和生活方式的选择时,我们希望帮助他们记录自身对生活质量的愿望。桑迪·哈尔佩林(Sandy Halperin)帮助我们创建了模板。正如我之前提到的,他患有认知症,一直是认知症患者的拥护者。

JG:"关爱愿望"笔记本是如何具体操作的?

KL:我们提供了关于开始护理计划讨论的指南,并在"关爱对话"进行期间提供模板。

JG:请告诉我关于北美认知症教育会议的情况。

KL:我们希望与在认知症中开展重要工作的组织以及患有认知症的人们保持意见上的一致。因此,我们决定为思维共享和合作创造机会。我们将于2017年在佐治亚州亚特兰大市举办首次会议。

JG:您已经选择好会议的重点领域了吗?

JP:因为我们有一个技术工作组,所以会有一个技术跟踪。

KL:其他重点领域将包括艺术和认知症、改善健康状况以及有意义的参与。我们把这次会议命名为"北美(North American)",因为我们在加拿大也有联系人,我们希望把他们包括在内。加拿大安大略省有许多以人为本的认知症护理项目,而其他一些省份则没有。加拿大政府的资金是专门用于那些患有认知症的人,而且不仅仅是用于寻找疾病治愈方法。而我们国家的政府仅通过美国老龄化管理局和卫生资源与服务管理局提供少量资金,用于支持认知症患者及其正式和非正式照护者。而大部分资金被分配给寻找治愈方法的研究。

JP:如果我们问认知症患者及其家人和朋友什么最重要,答案很简单。他们希望与家人、朋友和临床医疗团队建立关系和联系。

LP:我们希望医疗保健体系中的临床医生明白,认知症患者首先是人,其次才是患者。如果我们一直称他们为患者,我们就会认为他们是"患者"。临床医生需要考虑全人关怀和他们的生活,而不是仅仅关注他们身体上的问题和解决方案。

KL:由于我们的组织规模较小,所以需要在能够产生影响的地方做出努力。我们花了两年的时间,在全国质量论坛的各种工作委员会上倡导认知症护理。终于,我们取得了一些进展。例如,他们起初只使用"阿尔茨海默病"这个术语,而现在他们同意将其改为"包含阿尔茨海默病在内的认知症"。

LP:他们花了很长时间才做出这个改变。

KL:后来我们逐渐意识到,在这个方向上的努力并没有帮助到很多人。目前,我们正在社区一级开展工作。我们认为改变将来自基层社区组织,而不是来自华盛顿联邦政府。

JP:我们并没有完全放弃宣传。我们仍积极参与有关认知症的多个论坛。

KL:我们在"美国认知症友好计划"(Dementia Friendly America Initiative)中有三个席位。

JG:请描述一下"认知症慈善挑战赛"。

JP:这是一个社交媒体活动。

KL:布莱恩·勒布朗(Brian LeBlanc)是认知症患者,也是我们的董事会成员之一,他负责认知症行动联盟的社交媒体宣传。认知症患者、他们的朋友或家人可以制作并上传视频。视频时长很短,内容有关他们的家庭或他们自己。视频可以分享个人经历,然后说一些类似的话:"我想让你们知道,阿尔茨海默病并不能定义我,我仍然可以面对其他挑战。我正在通过将这段视频上传到 YouTube 来接受'认知症慈善挑战赛'。我为此捐赠了10美元来提高人们对认知症的认识,并向我认识的人发起挑战来传播善意。""认知症慈善挑战赛"肯定了认知症并不能定义认知症患者自身。他们仍然是他们。这是强大的、具有教育意义的活动,可以提高人们对认知症的认识。

JP:"认知症慈善挑战赛"通过将面临的问题从阴影中拉出来,并照亮那些直接或间接受该疾病的影响的人们,来对抗认知症的耻辱感。这个活动提醒我们,认知症就在我们身边。我们都有可能患认知症,或者有家人或朋友患认知症。所以,让我们大家都团结在一起,共同消灭这个耻辱感吧!

JG:认知症行动联盟面临哪些挑战?

JP:如果我们有更多的合作伙伴提供资金,就能发起一场全国性的公众意识运动。

JG:所以是缺乏资金阻碍了你们开展这项运动吗?

KL:是的,这个毋庸置疑。

LP:它占了阻碍我们前进因素中的95%。

JP:我们想要改变全国对认知症的态度。

KL:我们希望关注认知症,并让认知症患者成为代言人。我们希望更多地全国性关注给予到在全国各地发表演讲的布莱恩·勒布朗(Brian LeBlancs)和桑迪·哈尔佩林(Sandy Halperins)。

JP:让他们为自己发声。

KL:是的,毕竟他们才是专家。

JP:我们希望通过增加资金投入来扩大影响力。我们希望参加每一场重要的会议,包括一些州的会议。通过与主办方合作,我们可以间接促进全美社区的"关爱对话"。我们希望成为认知症关爱行动的一位支持者、教育者和推动者。我们还希望可以激发社区、州和联邦一级的倡导作用。

KL:许多人都希望参与进来。他们只需要知道怎么做。这就是我们要考虑的问题。

JG:认知症行动联盟是谁资助的?

JP:我们的资金主要来自基金会的拨款。我们通过建立虚拟基础设施、基础文件和资源,使我们可信、有影响力,并因此获得了资助。退休研究基金会(Retirement Research Foundation)鼓励我们说:"从来没有人试图把认知症患者聚集起来,让他们的声音和选择能够被大家听到。"大约五年前,我们改变了这个组织的名称和工作重点。我们意识到,随着人口快速增长,我们可以通过对认知症的关注来发挥最大的影响。

KL:没有任何一家组织举办过全国性的领导人讨论会议。2012 年,辅助生活消费者协会(Consumer Consortium for Assisted Living)召开了首届认知症思想领袖峰会。我们的组织、伊甸抉择组织(Eden Alternative)、先锋网络(Pioneer Network)、梧桐树联盟(Planetree)和美国医学协会常务理事共同组成了指导小组。共有 60 位专家参加了我们的第一届思想领袖峰会。我们开始为以人为本的认知症护理开发操作框架。当时,这个概念是开创性的。

目前,认知症行动联盟是由一群志愿者组成的,他们拥护我们的愿景和使命。我们随时欢迎有兴趣改善我们国家认知症患者的现状,以及对认知症照护者提供支持的人们加入我们,成为认知症行动联盟的一员。

JG:请告诉我关于"友好接触计划"的有关内容。

KL:美国老龄化管理局赞助了我负责领导的一个项目,叫作"友好接触与灵气"。我们为一个非营利家庭护理机构的 250 名护理人员提供友好接触的教学培训。有些护理人员是跨性别者,因为这个地区有很多跨性别者想要拥有像他们一样的护理人员。我们一次给 20 个照护者上课,共有 13 节课。友好接触其实很简单,它并不是你做指甲时得到的手部按摩,而是指和对方在一起,温柔地握着对方的手。它可以伴随着友好的沉默或一些谈论。我们教了以手和手臂作为接触点来营造轻松、愉快的感觉。培训结束后,75 名护理人员自愿报名参加一级灵性培训,让他们的学习更进一步。一级培训课程是一个小时。这个非营利组织每年带他们的护理人员来参加三次培训。这很难得,因为该组织必须在他们不工作的时候支付报酬。我们教的不仅是按摩技巧,更多的是教了人与人之间的互动和联系。

我永远不会忘记一个特别的护理人员。她的名字叫帕特里夏·西姆斯(Patricia Simms)。她是班上唯一一个似乎对课程不感兴趣的人。为了吸引她,我给了她一个领导角色。在培训课程结束时,她分享了自己与自己所照顾的一位女士(B 夫人)进行友好接触与互动的经历。帕特里夏说:"我曾经照顾的一位患者,她在医院住了一个多星期,回到家时无法走路,所以只能坐在轮椅上。我知道她会很虚弱。培训让我思考我可以用什么来建立她的优势,并用方法来提升她的能力,而不受局限性的影响。我用轮椅把她带到外面,并沿着人行道往前走。没有人注意到我们,我突然说:'B 太太,该轮到我了。'B 夫人抬头看着我，问我是什么意思。我告诉她轮到我休息了。我已经载过她一程，现在她应该载我一程。因为 B 太太知道她走路时可以扶着轮椅，所以同意了。于是我扶着她绕到轮椅后面，然后我坐在轮椅上。B 夫人在这附近住了很长时间，所有先前走过并没有注意到我们的人们都听到了我们两个人的笑声。人们主动要求搭乘轮椅，并告诉我们这看起来很有趣。他们正在和 B 夫人互动，这是一种完全不同的交流。这不仅很有趣，还让 B 夫人的身体得到了锻炼，并恢复得更快更强壮。"帕特里夏接着说："我每天都去看 B 太太，因为她刚出院。在交换'轮椅角色'之后，每天早上当我到达她家时，B 夫人就坐在前门等候。她迫不及待地想出门。她被这个事情激励了，于是可以自己下床了。"

JP：她有可以期待的一些事情了。

KL：是的。这听起来并不遵循科学，但帕特里夏告诉我们："我照顾过很多出院的患者，他们需要很长时间才能站起来重新走路。B 太太在十天内就下床走动了。"

另一位参加培训的护理人员描述了她与一位患有关节炎的脾气暴躁的老妇人进行友好接触的故事。这位太太讨厌起床。这位护理人员记得，"温暖"是友好接触培训的核心理念。有一次，她对老太太说："噢，L 夫人，让我们按摩一下膝盖吧。这样可以帮您减轻一些痛苦。"于是她为 L 夫人做了一些轻柔的按摩。然后 L 夫人会摆动她的腿，站起来。护理人员告诉我们："我以前需要花一个小时把她从床上拉起来。这是一种全新的激励方式。"这里有一些安慰剂效应。温暖、触摸和联系触发了大脑的不同部分，所以不一定只是安慰剂在起作用。

L 夫人觉得她受到了照顾。这个简单的过程是免费的，并且不需要很长时间。虽然没有专家的参与，但 L 夫人已经准备好起床了。我们知道这些培训是有一定影响的。我们正在寻求资金和合作伙伴，从而培训尽可能多的医疗服务提供者和志愿者。认知症行动联盟的计划和战略是通过建立一个更大的基础平台，把更多的倡议带给更多的人。与此同时，我们还想通过分享一些故事来提醒人们，这是关于人与人之间的联系，并且认知症也有人性的一面。我们所教的是以人为本。这就是一切的核心，不要只是做事情，而是以真实的方式得到呈现。我们从这些培训中听到了许多成功的故事。

JG：您是只做一次友好接触的实验性培训，还是定期开展这些培训？

KL：美国老龄化管理局只资助了一个试点项目。我们认为他们应该资助下一次的实践。我们产生了一定的影响力。我们面临的挑战是如何将这种培训带给更多的人。

　　JG：感谢你们精彩的讨论和你们对认知症所做出的贡献。

　　JP：谢谢您对我们的工作感兴趣。

　　LP：谢谢。

　　KL：感谢您让认知症行动联盟的使命得以传播。

（访谈结束）

第二部分

以人为本与以人为导向的护理

挪威老年健康咨询小组

——对珍妮·罗斯维克(Janne Rosvik)的访谈

1 关于珍妮·罗斯维克

珍妮·罗斯维克的研究侧重于以人为本的护理。罗斯维克的工作建立在汤姆·基特伍德(Tom Kitwood)和唐·布鲁克(Dawn Brooker)的思想基础上。汤姆·基特伍德谈到了人格,以及站在被照护者的角度进行思考的重要性。唐·布鲁克创造了 VIPS(价值观、个性化、观点和社会融入性)模型框架,阐明了基特伍德的护理理念。珍妮·罗斯维克开发了 VIPS 实践模型。

2 访谈内容

珍妮·罗斯维克(JR):我叫珍妮·罗斯维克。我住在挪威的奥斯陆市。我是一名注册护士。我同时还拥有政治学的硕士学位和以人为本护理学与认知症护理学的博士学位。我的两个学位都是在奥斯陆大学获得的。我开发的VIPS 实践模式是我博士研究的一部分。VIPS 代表价值观、个性化、观点和社会融入性。

V 代表以人为本的护理价值观。主要的价值在于,认知症患者自身以及他们的观点与我们作为照护者的观点一样重要。I 代表个性化照护,这意味着我们观察并记录每个人的独特特征。这个人有什么特别之处?他有什么特殊习惯?他还有什么别的疾病吗?P 代表认知症患者的观点。在他看来,世界是什么样子的?S 代表社会融入性。他的社交需求得到满足了吗?他是否融入与他人的社会交往中?每个字母都有六个用于分析的子指标,这是 VIPS 实践模式的一部分。我们查验了所有 24 个指标,并确定其中是否有一个与给定的情况相关。

我们可能会查找几个指标。这里的外部环境对他有好处吗? 环境中是否有什么问题正在困扰着他? 我们在乎他的观点吗? 他的人权得到保护了吗? 使用最多的是"I""P"和"S"指标,因为它们更具体,但是我们不会跳过这四个元素中的任何一个。这就是我们如何确保以人为本的理念成为护理的焦点。

我在奥斯陆的国家老龄化与健康咨询中心工作了六年。在此之前,我是注册护士本科课程的讲师。我曾在居家护理服务机构做过注册护士和护理管理者。当我教导学生并为他们第一次去养老院进行老年护理实习做准备时,我对研究产生了兴趣。大约有 80% 的养老院居民患有认知症,所以到目前为止,大多数学生照顾的居民都需要特殊护理。我坚持认为这个实习项目不仅要关注基础护理,还要关注认知症的培训。之前的重点是基础护理、个人卫生和营养。学生们还没有做好准备。他们必须学习一些关于认知症护理的知识。

在担任执业护士的那段时间,我发现自己对认知症患者特别关心。我喜欢和他们在一起。当我还是护士的时候,我经常去看望那些居民。如果有认知症患者,我自愿照顾他们。当我与他们谈话时,引发了诸多思考。认知症会影响到你作为一个人的本质。他们不得不与重大的存在主义问题作斗争。当我的大脑不能正常工作时,我是谁?

另一所机构要求护理学院派遣一些教师到中国教授老年护理课程。我的上司派我和另一位讲师一同前往。中国没有养老院的传统,因为他们通常在家照顾老人。在大城市里,他们面临着和我们一样的问题:家里没有人照顾他们。丈夫和妻子都在工作,所以家里没有人照顾老人。他们现在意识到中国需要养老院,但他们需要教他们的医疗保健专业人员如何照顾老人。

当我再次回去教书时,我注意到中国的养老院里没有患认知症的老人。当我问他们这个问题时,他们说:"我们不能接纳认知症患者。他们对我们来说太困难了。他们的日常生活是我们无法照料的。我们没有能力照顾那些生命垂危或病入膏肓的老人。"

我说:"但这两个群体是最重要的群体。如果你因为缺乏技能而无法接收绝症患者和认知症患者,那么我将教你们如何提供这些技能。"我改变了学习计划,把这两个护理领域囊括进来。然后我开发了一个新的课程来专门教授这两个护理领域。当我每年重回这里参观同样的养老院时,我发现他们已经开始接收认知症患者。他们现在知道如何更好地照顾他们。

我在中国各地授课,在那里连续待了九年,参观了全国各地的养老机构。回到奥斯陆后,我开始越来越多地关注认知症,为我在中国的教学做准备。我开始查阅文献,并找到了汤姆·基特伍德的研究文献。我沉浸于以人为本的护理,并将其作为我博士研究的主要课题方向。

索菲亚·威登(SW):什么是以人为本护理的核心?

JR:以人为本护理的核心是将认知症患者视为与其他人有着相同需求的人。他大脑里发生的事情并没有改变他作为一个人的价值。认知症使他成为一个大脑有问题的人,但他的感觉和情绪依然存在,甚至可能更加强烈。当一个人变得焦躁不安时,我们经常看到,这可能是因为他无法表达自己。我们需要学习如何运用我们所拥有的关于认知症的所有知识来理解一个人对周围世界的看法。他大脑中发生的事情常常使他很难用语言来解释,所以他可能不得不使用其他的交流方式。我们有责任学习他的沟通方式。我们不只是试图让这个人变得没有侵略性,我们试着去理解他。

汤姆·基特伍德给了我们一种有助于理解的思维方式。我们专注于社会融入性、舒适性和其他基本的心理需求。我们寻找生理需求和对缓解疼痛的需求。我们无法改变认知症患者——所以我们必须改变护理重点。这个人说的话很理智,就像他通常的情况一样,他只是还在努力表达。我们必须学习如何理解每一个人,开展研究,和这个人交谈,弄清楚他想要表达什么。

基特伍德开发了认知症护理测绘,这是一种观察一个认知症患者在白天如何生活的方法。从认知症护理测绘反馈的一个例子可能是:"这个人独自坐了三个小时,有时还哭了。当有人坐下来和她交流时,她对交流的反应非常好。"诸如此类的话。虽然认知症护理测绘方法仍在持续开发中,但我们需要更多的方法来教导医护人员以人为本的护理模式。

SW:请描述一下认知症护理测绘的具体内容。

JR:你必须参加一些课程才能成为合格的测绘师。它是一种观察一个人的情绪和活动的结构化方法。共有 15 个类别,你的评分范围在 -5 到 +5 之间。你观察 2~3 个人,时长为 3~6 个小时,然后记录下发生了什么。你不能进入私人房间。你坐在公共区域,比如客厅或休息室。如果这个人只是坐在那里,那么会有相应的代码。他在做什么事情吗?他的心情如何?您可以使用类别来记录所发生的事情。你可能会看到一个照护者走过来,坐下来和这个人说话,你可以记录下他的情绪上升,他的参与度增加等。你记录这个活动持续了多长时间。你还需要记录照护者离开时,这个人的情绪和参与程度发生了什么变化,等等。

在观察(测绘)之后,你向护理人员反馈你的观察结果。然后,你和他们就观察结果讨论可以做些什么。如果这个人对某项活动的反应良好,他们可能会决定做更多的活动。你可以通过测绘这个人在各种情况下的表现来发现如何帮助他度过愉快的一天。一整天中应该有一个自然的情绪浮动。然后,你可以在护理人员实施干预后进行新的测绘,从而发现该干预是否如预期有效。

SW:挪威有很多养老院使用测绘吗?

JR:挪威是测绘应用最广泛的国家之一。

SW:认知症护理测绘有什么缺点吗?

JR:你需要把知识贮存在脑海中。所有的 15 个类别,这包含了非常多的信息量。你需要连续坐 3~6 个小时,并且每隔 5 分钟记录下正在发生的事情,这也是非常紧张的。它需要时间去准备、分析,然后呈现。虽然这并不一定花费太多时间,但要求很高。你需要经常实践才能做得更好。

SW:您可以在哪里接受认知症护理测绘的培训?

JR:指定人员可以获得培训资格。这是一个国际培训体系,在英国的布拉德福德大学设有一个总部。

SW:VIPS 实践模式是在挪威发展起来的吗?

JR:是的,我在博士论文中开发了 VIPS。我认为认知症护理测绘是一个很好的工具,但我还想要做一些额外的研究。易于学习非常重要。VIPS 实践模式很容易学习,一旦你学会了它,真正的培训就开始了。在 VIPS 实践模式中,你可以从每个科室中派遣一些护理人员参加课程,但是之后这些科室的其他工作人员需要参加一个培训,所有的工作人员需要从那时起一起合作。它不像认知症护理测绘,其中一两个人员接受培训并独立完成工作。VIPS 实践模式需要全体员工都参与使用。

我们每周开一次例会,每个人都有自己的角色。每次会议都有一位工作人员代表大多数工作人员。这个人是会议的主席。如果注册护士占多数,则由注册护士担任主席；如果助理护士占多数，其中一名将主持会议。每个科室的负责人，以及会议上被讨论护理问题的居民的首要联系人，都必须出席会议。我们在每个机构中还设有VIPS实践模式的辅导员，可以为员工提供帮助，从而获得良好的开端。以上这些都是主要的角色。参会的首要联系人都应该代表接受照顾的每位居民发声，并从居民的角度介绍具体情况。

VIPS实践模式的核心是每周的共识会议。在会议上，每位首要联系人对主席说，例如，"我想讨论一下我的患者的晨间护理情况。"他们只需要讨论一种情况，而不是整个人，例如，只需要讨论该患者的晨间护理情况。

很明显，这个人尝试传达一些照护者无法理解的信息。因此，我们需要对此进行讨论。在会议中，主席要求照护者告诉其他人他认为在这种情况下会发生什么。该名患者的体验是如何根据他的面部表情和他在说什么来解释的呢？我们鼓励照护者解读这些信号。他看起来生气吗？他看起来害怕吗？他看起来沮丧吗？他是不是在重复着什么词汇？有什么事使他不安吗？他的肢体语言说明了什么？他是想寻求帮助还是想把你推开？他对这种情况有什么看法？这些解读是非常困难的，所以我们花了很多时间来着重培训这些。我们用影片素材来教工作人员寻找信号。我们有一些在英国制作的非常好的影片可以帮助我们从这个角度看待问题。

当首要联系人从患者的角度介绍情况时，其他护士描述他们如何看待这个情况。于是你可以收到尽可能多的信息。然后将VIPS框架与所有指标一起使用，并确定哪些指标是相关的。

SW：您建议应该多久进行一次这种会议？是只有在出现问题时才安排，还是定期安排？

JR：如果我们关注两个指标并采取一些干预措施来改善这种情况，那么我们通常会在一周后评估这些指标。这些措施改善情况了吗？如果没有，那么我们必须重新评估这种情况。

SW：为这些会议安排时间是否具有挑战性？

JR：养老院需要尽量安排时间，然而并不是每周都有时间，但可能每隔一周安排会议。员工都喜欢这些会议，因为他们想把工作做得更好。字母V代表的价值观也适用于员工。他们也很有价值。

如果有一个人说"我们需要改变我们的日常工作"，但是其他的员工说"为什么我们要改变呢"，那么矛盾就发生了。但如果你们一起参加会议，并一致认为需要为了满足患者的需求而改变某项日常工作，那么所有人都可以达成共识。如果没有全体成员的一致同意，要改变常规是非常困难的。

基特伍德在 1997 年出版的《重新思考认知症》一书中，有一章叫作"关怀组织"。这一章的三个主要元素分别是团队合作、支持性领导力，以及辅导或指导。你可以在我们的模型中找到这些元素。每周安排的会议可以对应团队合作元素，会议主席对应着支持性领导力。这很重要，因为主席在会议中的角色是支持其他员工，而不是领导或辅导。VIPS 框架是唐·布鲁克制定的。她是我的几篇论文的合著者。

SW：请描述以人为本的认知症护理对生活质量的影响。

JR：在以人为本的认知症护理的效果评价方面，我们使用简短焦虑量表、神经精神病学量表、康奈尔抑郁症和认知症量表、晚期认知症生活质量量表测试了认知症护理测绘和 VIPS 模式的效果。

我们并没有在简短焦虑量表中发现任何一种方法的效果显著。我们发现两种方法对神经精神症状都有显著效果。当我们查看神经精神病学量表的 12 个指标（抑郁、躁动、烦躁、睡眠障碍、精神病、幻觉、妄想等）时，我们发现所有这些指标与对照组相比都有显著的降低。当我们观察一些分量表——焦虑分量表、精神症状如幻觉和妄想的分量表，加上另一个情绪分量表时，我们也发现与对照组相比有显著的降低。

研究表明，这两种方法都降低了抑郁症的发生，但这种降低只在 VIPS 实践模式中是显著的，而在认知症护理测绘中并没有显著意义。通常，抑郁症和生活质量的影响是相似的。如果一个上升，另一个也将上升；一个下降，另一个也会下降。两种方法对两者都没有显著影响的结果将是非常令人意外的。

研究发现，认知症护理测绘对生活质量有显著影响，而 VIPS 实践模型对抑郁症有显著影响。我认为这与接触点有关。在认知症护理测绘中，观察是在餐厅进行的，所以它关注的是用餐时发生的事情。反馈主要集中在与这顿饭有关的事情上，这与认知症生活质量量表中的一些指标是相对应的。

在 VIPS 实践模型中，接触点在患者的房间里，而不是在公共区域。研究的重点通常是与抑郁表中某些项目相对应的情况。

SW：基于这些结果，您对未来有什么建议？

JR：我们认为这表明以人为本的护理可以减少躁动。我们一直是这样认为的,但很难得到证实。我们这次通过观察得到的显著结果是一次例外,因为这是一种社会心理干预,很难使用随机对照研究来进行衡量。这就是为什么很难说以人为本的护理起作用的原因。许多因素可以被复合。认知症护理测绘是研究最多的方法,因为它是 20 年前被开发的。相比之下,VIPS 实践模式是新的方法。

SW:根据这些方法和您的研究结果,您对照护者有什么建议?

JR:我们刚刚出版了一本名为《实施以人为本的护理》的书。我们建议同时使用四种护理方法。其中两种方法是认知症护理测绘和 VIPS 实践模式。

SW:您能描述一下另外两种方法吗?

JR:它们并非来自基特伍德的研究,但它们所使用的理论与基特伍德的理论非常一致。马特·梅(Marte Meo)专注于患者与护士之间的微交流。他们使用摄像机拍摄视频。他们用三到五分钟的时间来拍摄一个复杂的情况,然后进行分析。他们从中确定发生了什么情况,以及护士应该如何改变自己的沟通方式。当你在看完整部影片的时候,之前情况发生时看不到的问题会变得非常清晰。他们根据这些影片来指导员工。这种方法非常具有启发性。

SW:第四种方法是什么?

JR:它是一个计划工具。当我们在 VIPS 实践模式的共识会议上决定某件事情时,我们就制定了在白班和夜班时,谁在什么时候做什么事的相关计划。一周的情况如何? 我们这周有什么小组活动? 诸如此类的事情。制定计划是确保一切都符合常规的一种方式。这样人们就知道该做什么,以及什么时候去做。

所有这些方法可以很好地搭配使用。它们不是重叠的,而是相互加强的。我们在两家养老院进行了测试。他们在为期 9 个月的时间内同时应用了所有方法。他们发现,即使资源范围有限,四种方法还是可以全部使用。它们的成本不高,但你必须对其进行优先级排序。

SW:您现在用这四种方法培训护士吗?

JR:我们有培训他们三种方法的课程。我们用 VIPS 实践模式来培训员工,这样他们就可以去其他机构培训那里的员工。我们负责培训辅导员。

SW:还有哪些关键的研究问题需要解答?

JR:还有很多问题。例如,怎样才能成为一个以人为本的领导者? 领导者应如何实施以人为本的护理并维持关注度？在家庭护理中使用这些方法也很重要。这些方法也可以在机构之外被使用。

SW：感谢您的宝贵时间。

（访谈结束）

以人为本的认知症护理与善终

——对达维娜·波洛克（Davina Porock）的访谈

① 关于达维娜·波洛克

达维娜·波洛克是位于布朗克斯的纽约城市大学雷曼学院（Lehman College）的副教务长。她曾在澳大利亚、英国和美国进行过护理实践和研究，并在那里接受了培训和正规教育。波洛克博士在英国诺丁汉大学和坎特伯雷基督教会大学、马来西亚马来亚大学、美国密苏里大学和布法罗大学担任兼职教授。

波洛克博士的大部分工作都是照顾即将走向生命尽头的老年人。她对从康复护理到临终关怀的整体延续过程特别感兴趣。波洛克博士称这种延续过程为"认识死亡"。她录制了一个 TEDx 演讲，主题是"善终"。

波洛克博士与多学科研究团队合作，在长期护理机构和医院中改善和调查认知症患者的护理。她一直致力于以人为本的护理在认知症患者中的应用。2012 年，波洛克博士建立了布法罗大学（University at Buffalo）的以人为本护理研究所（IPCC）。约翰·大石（John R. Oishei）基金会和布法罗大学的研究与经济发展办公室为该研究所提供了三年的经费。

② 访谈内容

吉恩·加利亚纳（JG）：您能告诉我您的职业道路吗？是什么促使您从事认知症护理方面的研究？

达维娜·波洛克（DP）：当我还是一名积极的临床护士时，我主要从事肿瘤学方面的工作。我发现我的大部分工作都是在姑息治疗的护理方面。我决定回学校读硕士学位。在这个学习过程中,我开展了第一个研究项目。当我继续从事临床护理工作时,我意识到我真正想做的是研究,而不是其他工作。

于是,我改变了工作方式,在澳大利亚西部地区的珀斯市(Perth)内一所大学找到了一份教职。当我还是一名临床教师时,我就开始攻读放射肿瘤学的博士学位。放射肿瘤学在当时是一个权宜之计。在我获得博士学位并转入老年肿瘤学之后,我的职业生涯的重心变得清晰起来。

通过我在老年肿瘤学方面的工作,我开始着迷于改善临终关怀,而不是仅仅专注于治疗癌症。在我看来,癌症患者比没有患癌症的老年人有更好的机会接受姑息治疗或临终关怀。在我开始老年肿瘤学的职业生涯时,当时的老年人很难获得姑息治疗和临终关怀服务。

我把我的研究工作和我对旅游的热爱结合起来。我曾在澳大利亚、英国和美国工作。我还在马来西亚和印度担任客座教授。在英国期间,我在诺丁汉大学工作,并且我是一个大型的多学科老年学研究小组的成员。在那里,英国国立卫生研究院通过一项五年规划的大型项目拨款来支持我们的工作。英国国立卫生研究院相当于美国的国立卫生研究院。我们的其中一个项目是针对医院中的老年认知症患者。

2000年代中期,我开始专注于老年认知症患者的临终关怀。我们在医院里为认知症患者建立了一个专门的部门,主要负责一些因无法在院外治疗的常见疾病问题而住院的认知症患者。这些患者的住院原因和其他老年人相同,唯一区别是他们患有认知症。我们为这个队列研究设计了一个专家小组,并进行了一系列试验和测试。在开发这个新部门的过程中,我在布拉德福德大学接受了以人为本的护理培训。我把这种护理的概念引入该部门的运作流程。

2010年,我转至布法罗大学,在那里待了五年。在那段时间里,我有机会关注以人为本的问题,并建立了以人为本的护理研究所。我现在是位于布朗克斯(Bronx)的纽约城市大学雷曼学院的副教务长。

JG:以人为本护理研究所最大的成就是什么?

DP:我们团队研究了如何测量以人为本,如何确定以人为本的护理正在发生。此外,我们还研究了压力水平,以从生理学角度和社会心理角度来理解以人为本的护理的工作方式。

人们过去常说："哦，以人为本就是对人友善。如果每个人都对老人好，就足够了。"事实上，以人为本并不是老年人坐在养老院休息室的一角的椅子上睡觉的经典画面。仅让他们保持清洁干燥的做法实际上弊大于利。

患有更严重认知症的老年人有时会出现所谓的"无法理解的行为"。他们可能会具有攻击性。有时，他们可能会打、咬，或尖叫。患有晚期认知症的老年人可能会变得焦躁不安，在地板上踱步，试图逃跑或反复大喊。这些行为被误解了。

患有认知症的人无法理解是什么或谁在向自己进攻。他们无法迅速理解人们说的话或做的事。他们唯一能做的就是通过停止、打击或反抗来夺回控制权。这些行为需要被理解为压力反应，而不是不良行为。我们创造了一个恶性的社会环境，其中并没有把这些行为视为痛苦的反应。认知症患者除了做出消极反应外，几乎没有其他选择。其实，认知症患者只是希望像其他所有人一样，能够控制自己所处的环境和所发生的事情。

我们可以通过尝试以人为本的方法来减轻他们的压力。例如，我们可以改变我们说话的方式。我们可以确保不出其不意。我们可以给出视觉上的暗示（比如使用手势）来表达我们在做什么，而不仅仅是口头上的提示。一个具体的例子是握住患者的手，帮助他们清洁牙齿，而不是为他们刷牙。这些改变很简单，但都需要时间。必须提醒人们，这些以人为本的方法是非常重要的。

而目前面临的挑战在于，如何在机构环境中灌输以人为本的护理流程。要让传统的养老院在其护理模式中包含个体化的价值观、喜恶等因素，可能会很困难。养老院的环境就像医院一样。我还进行了一项小型研究，我从一个规模较大的认知症治疗中心的认知症患者身上提取了一些唾液样本，用于测量他们的应激激素皮质醇。目前这些数据仍在分析阶段。

JG：我注意到您已经发表了几篇关于长期专业护理机构和医院中的认知症护理研究的文章。您有什么想要分享的研究成果吗？

DP：我认为医院和长期护理机构的员工经常认为以人为本的护理需要花时间与认知症患者和他们的家人建立关系。在医院里，护理人员会说"我没有时间做那些事情"，事实上他们是真的没有。然而，你还是有可能找到可以帮助患者安定下来的办法。如果患者感到非常烦躁，什么是帮助她平静下来的最好方法呢？

为了解决这个问题，我们开发了一个名为"关于我"的文档。我们请家属、疗养院的护理助理或带患者来机构的人填写表格。这个文档用来分享一些细节内容，比如谁是重要的人，患者最喜欢的宠物是什么，或者患者喜欢谈论的一些事情。什么事情可以抚慰他们？什么事情会使他们感到烦躁？他们喜欢什么？他们过去做什么工作？这使照护者能够与认知症患者进行有意义的对话。这是建立以患者为中心的关系的权宜之计，这种关系通常会在比较长的时间内自然发生。

我们还改变了探视时间，并请家属进来帮忙，这样患者就可以和熟悉的人进行交谈。此外，我们还需要确保，一旦老年人身体恢复健康，他们就必须起床穿衣，这样他们就不会忘记如何穿衣。失去技能是认知症患者住院治疗的最大问题之一。如果你坚持做日常生活的基本技能训练，你就不太可能失去它们。

认知症护理的另一个问题是在急性医疗环境中转移或重新安置患者。例如，当患有认知症或谵妄并伴有认知症的患者因为跌倒而去医院时，他们会四处走动。他们摔了一跤，已经失去了方向感，然后他们进入了救护车的紧张环境。接下来，他们来到急诊室，在等待床位的时候，通常会被转移到某个评估区域。然后他们去往相关的科室。之后，他们甚至可能在科室所在层楼内来回走动。

每次你更改认知症患者所待的地方，或更换与认知症患者交流的人，他们迷失方向的可能性和恐惧感就会增加。人员配备的一致性和尽量减少变化可以减少他们的痛苦和迷失方向的可能性。我们需要使用标准化的护理模式，从而应对认知症患者的照护者和所待地点的不断变化。

认知症患者不是优秀的记忆者。他们通常忘记告诉家属或临床医生自己身上发生了什么事。大多数医疗专业人士都没有接受过有关认知症和谵妄的专业培训，甚至对此一无所知。由于人口老龄化的增长以及随之而来的认知症和谵妄发病率的增加，这种情况亟待改变。工作人员必须明确告知家属正在发生的事情，并确认患者所提供的信息的准确性。

英国的医院通常都设有共用浴室。他们不像在美国那样有私人卫浴。英国的浴室干净漂亮，有白色的瓷砖，白色的墙壁和白色的坐便器（或小便池）。如果一个患者有与认知症相关的视觉空间问题，那么房间里的所有白色陈设

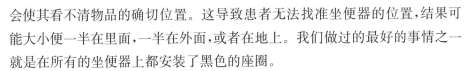

会使其看不清物品的确切位置。这导致患者无法找准坐便器的位置,结果可能大小便一半在里面,一半在外面,或者在地上。我们做过的最好的事情之一就是在所有的坐便器上都安装了黑色的座圈。

在照顾认知症患者时,标识的调整是很有价值的。我们应该使用黄色的背景配上黑字的清晰标识。这种组合是有视觉问题的患者能辨别的最后一种差异。我们还将标识移动到与视线平行的高度,这样患者就不必到处寻找。随着疾病的发展,认知症患者可以识别那些老旧、通用的标识,因为这些根植于他们的陈旧记忆中。

当认知症患者的步伐加快时,他们可能会觉得自己在努力寻找某个地方或某个人。当他们无法成功找到时,就会引起烦躁。他们也可能明白自己还在同一个地方来来回回,但同时也知道自己想要的还没有找到。虽然他们知道这很烦人,但还是会产生这种情绪,即使他们不记得或不清楚是什么引起了这种情绪。

我们有一个很长的病房,在走廊的两旁都挂满了电子照片。在其中一端,我们有一张过去诺丁汉的照片,可以让工作人员找寻话题与患者交谈。在另一端,画面是另一番景象,像是一片花田。这些照片都是电子化的,所以总能看到一些新奇的、令人兴奋的事物。这些设计都不贵。

我们决定的最昂贵的改变之一是增加了员工数量。我们增加了职业治疗师、物理治疗师,以及负责安排活动的工作人员,所以患者可以时常期待一些新的活动。我们还尽可能地让患者起床并下床活动。我们让大家坐在一起吃饭,而不是让他们独自在床上吃饭。这样即使在机构里,患者也可以保持正常的生活状态。

一般来说,因另一种(认知症以外)疾病住院的认知症患者的住院时长通常比因同种疾病而住院的非认知症患者更长。我们能够缩短认知症患者的住院时间,使其与非认知症患者相等。同时,我们也看到出院后认知症患者在家的天数明显减少。

JG: 您可以在其他地方复制这种模式吗?

DP: 我把这种模式与我的教学联系起来。我还没有在其他地方复制过这种特殊科室,不过我相信英国有些地方可能有。

JG: 在最近发表的一篇论文中,您调查了认知症患者和他们的照护者,从而确定相关的研究重点和公共政策与资金投入的优先次序。那么是什么激发了您进行这项研究的？您的研究发现是什么？

DP："国家阿尔茨海默病计划法案（NAPA）"是美国的全国性认知症计划。其他国家及地区都把自己的项目命名为"国家认知症计划"，但在美国，它被命名为"国家阿尔茨海默病计划"，因此我对人们把认知症和阿尔茨海默病混为一谈感到愤怒。一个是排他性的，另一个是包容性的。认知症是一个包容性术语。事实上，当阿尔茨海默病协会说"阿尔茨海默病和相关的认知症"时，其实应该是"认知症，或者包括阿尔茨海默病在内的认知症"。阿尔茨海默病组织做了大量的工作。我并不是说他们没有做好工作，只是希望大家的重点不只是这一种疾病。

国家阿尔茨海默病计划法案委员会每季度开一次会，监督该法案的实施情况，包括资金运作情况。在他们的网站上公布的五个目标中，有四个是关于认知症护理的，但是他们的绝大部分资金都用于研究。研究只包括基础科学和药物研发。我也希望这些研究继续下去，但是有很多人每天都在应对认知症。他们承受着巨大的经济负担，而支持他们的社会网络和医疗体系资源非常有限。和其他慢性疾病一样，认知症影响的是整个家庭，而不仅仅是患者个人。

JG：您是在建议重新调整资金投入的优先次序吗？

DP：是的。我们需要的是一个健全的体系，可以自始至终为所有人提供服务。是的，那些研究将继续进行，但支持认知症患者及其照顾者的资源非常有限。我们已经建立了乳腺癌、前列腺癌和包括儿童癌症在内的许多其他癌症患者的网络支持体系。支持网络和资金筹集者，以及其他一些组成部分，在我们的体系中是根深蒂固的。我们需要的是一个政府资助的优先项目，创建一个协调性的方式来提供服务、教育和培训，减少耻辱感，以及为认知症患者及照护者提供服务和支持。

"国家阿尔茨海默病计划法案"的资金分配差距是巨大的——每年1亿美元用于基础科学和药物研发；每年有1000万美元用于支持老年认知症患者的护理项目。这是一个令人难以置信的配额差距。当我们知道，虽然政府为药物开发提供了资金，但制药公司不会给我们一个最终研发出的药物的折扣价时，我们为此感到遗憾。实际上，美国的药品价格比世界上任何其他国家或地区都高。

JG：资金投入的优先次序需要改变吗？

DP：是的，这个需要改变。关于全球认知症的诊断数量上升的一个最重要的方面是——最高的增长率将在中低收入国家，而不是在美国和人口老龄化的国家（如英国和欧洲）。中低收入国家的人口寿命在延长，因为他们的经济正在发展，医疗保健、营养和清洁水资源正在改善。西方医学帮助他们在患有心脏病或癌症的情况下活得更久，这使他们活得足够长，从而患上认知症的可能性也增加。

一旦有效的医疗保健体系被开发出来，所有人都会有相应的医疗计划。的确，基础科学需要研究，药物研发和其他治疗也需要继续前行。可是，如果真能找到治愈的方法，那也需要几十年的时间。然后还会有其他疾病的出现。到目前为止，还没有人可以长生不老。

认知症（尤其是在早期阶段）痛苦的耻辱感之一是，大家会主观认为你突然变得愚蠢。有一些名人曾公开证明，其实事实并非如此。迈克尔·艾伦博根（Michael Ellenbogen）是一个很好的例子，他患有阿尔茨海默病已经超过十年了。他一直是一位积极的倡导者，仍继续在国家阿尔茨海默病计划法案的大会上担任宣传角色。他还写了一本名为《从角落办公室到老年认知症》的电子书。他还在继续写博客。人们还以为他没有患上认知症，其实他一直有。他的使命是改变公众对认知症的理解，并向他们证明，认知症患者也可以很好地生活。

JG：我真的很喜欢您在 TEDx 上关于"善终"的演讲。您能谈谈您对"善终"的看法吗？

DP：我对"善终"的理解是，临终是从活着到死亡的一个转变，就像我们生活中的其他转变一样。我们的每一次转变都受生理、心理和社会因素的影响。我们认可，甚至赞美这些转变。出生是第一个。我们从胎儿变成婴儿。这种转变就是出生的过程。后来，我们从童年到青春期再到成年。甚至像退休或收养这样的社会性质的转变也有生理反应。这些转变非常重要。它们都具有发展性质。

死亡亦是如此。临终的过程正是这种转变。在临终的时候，生理上发生了什么？心理上发生了什么？社会学上发生了什么？为什么我们对待它不同于其他转变？为什么我们没有认识到临终是为了什么，而只是提供医疗服务？

医疗保健可以帮助人们活得更长久、更健康。它的本意就是延长生命。而临终关怀并不是延长生命。它是关于在一个人死去的时候和他在一起，让他尽可能地感受到舒适和美好。我们通常不会在临终的时候停止提供医疗服务。这就是问题所在。我们不停地给他们打针。我们一直认为这样可以解决问题或者阻止这个疾病过程恶化。这不是以人为本。它是以医学和系统为中心的。它与即将死去的人或他们的家人无关。我们需要停止为垂死的人提供医疗服务,而是转向临终关怀。问题的关键应该在于你知道你将会死去,并就你想要什么而展开对话。

姑息治疗是通过尊重患者在其生命的最后阶段所认为重要的事物来实现善终。姑息治疗和老年医学是两个最不同于其他医学领域的专业,因为它们不是专注于一种疾病。它们需要关注的是(患者)整个人和他的家庭。他们对幸福地活着和善终的重要性的看法并不相同。在 TEDx 的演讲结束时,我引用了发展心理学家埃里克·埃里克森(Erik Erikson)的话:"父母能为孩子做的最好的事情就是不要害怕面对死亡。"

JG:您认为临终对话和规划应该是初级保健医生给出的治疗方案的一部分吗?

DP:是的,但是可能会有人反对这个方案。我认为预立照护计划(advanced care planning)对我们所有人都很重要。我认为我们应该在年轻的时候就开始制定预立照护计划,并在学习和成长过程中做出明智的调整。大学教育应该包括死亡和临终教育。我们不断创造社会上受教育程度最高的人,但是我们却没有告诉他们会发生在所有人身上的一件事(死亡)。

JG:您在护理学校有过这样的经历吗?

DP:我们有一些关于临床护理的课程,但是重点不正确,课程安排失去了平衡。我们在护理学校花了很多时间讨论胎儿发育,然而只有极少数的护士会在他们的专业实践中实际处理胎儿发育问题。

我教过很多关于临终关怀的课程。我问过那些已经从事过护理工作的研究生:"你们当中有多少人实际接生过孩子,这不包括自己分娩或看着妻子分娩的情况? 你们当中有多少人实际从事助产士的工作?"在一个大约 30 人的班级里,会有一两个学生举手。然后我问:"你们当中有多少人曾与濒临死亡的人坐在一起?"举手的人数不胜数。

在护理教育中,我们没有花足够的时间谈论衰老、残疾和死亡的过程。实习护士会告诉你分娩的各个阶段。甚至在全国委员会执照考试中,也就是护士执业资格考试中,他们也会问一些关于照顾产妇的问题。无论是在课程内容或全国委员会执照考试中,对临终患者及其家人的护理并没有得到同样的强调。

当我还是一个助产士学生的时候,一位辅导老师走进来说:"隔壁有一个女人在生孩子,但是她身边一个人都没有。她已经足月了,房间里没有丈夫,没有母亲,没有产科医生,也没有助产士。你们觉得会发生什么? 你有 20 分钟的时间写下将要发生的事情。"我们提出了许多严重问题。她接着说:"不,她将要生孩子了。这就是将要发生的事情。"这就提出了一个问题,为什么你需要去那里? 助产士在分娩过程中会带来什么? 如果你让她一个人待着,她也会生孩子的。

于是,我决定不做助产士了,我意识到那些年老的、生病的和垂死的患者更有趣。现在,我在讲述了助产士的故事后,又问我的学生们:"有一个人在隔壁房间里即将死去,但是没有人陪伴着他。那里没有配偶、孩子、医生、护士,没有任何人。你们觉得会发生什么呢?"

学生们知道了之前的答案,于是说:"这个人要死了。""你能改变结果吗?"他们回答:"不能。"

然后我又问了同样的问题:"为什么我们需要在那里呢?"临终患者不再需要医疗服务,但他们需要临终关怀。他们需要有人给他们带来舒适感和安全感。正如有人曾经明智地说过,无人陪伴的死亡是不文明的。

JG:您对未来有什么研究计划吗?

DP:我有一个称之为"唾液研究"的项目,也就是我提到的关于认知症护理测绘的唾液研究。我有很多数据需要公布。我还与布法罗大学的同事常玉屏(Yu-Ping Chang)博士一起工作,她是一位杰出的老年医学护理研究员和统计学家。我们两个人正在收集纽约州养老院的数据,将用来研究以人为本的护理。

以人为本的护理现在是强制性的。我们想确定如何对以人为本的护理的实施水平进行分级。我们计划将所有居民和组织机构的护理等级结果进行比较。

我们收集的大部分信息都来自"最小数据集"。每一家由医疗保险或医疗补助计划支付费用的养老院都必须每季度为每个居民完成"最小数据集"。它是一个巨大的数据库,归政府所有。我和常玉屏博士在一家疗养院做了这项研究,研究结果发表在《美国医学主任协会杂志》上。

JG：这听起来令人兴奋。

DP：我会一直认真对待这项工作。

JG：谢谢您的时间，这是一场非常精彩的讨论。

（访谈结束）

认知症护理之姑息疗法

——与洛塔·罗佩(Lotta Roupe)的访谈

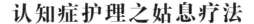

1 引言

　　1996 年,瑞典女王西尔维亚(Silvia)创立了西尔维亚之家基金会,该基金会提供日托中心和认知症护理教育。西尔维亚之家基金会的目标是为认知症患者及其家人提供尽可能高的生活水平。西尔维亚护士教育项目是以西尔维亚女王的名字命名的,它基于姑息治疗的理念,其中包括认知症护理的四个核心方面。

　　姑息治疗理念的第一个方面,即缓解症状和以人为本的护理,包括积极预防和着重于缓解认知症的症状;第二方面,即沟通和人际关系的建立,强调照护者花时间了解认知症患者并与患者建立关系的重要性;第三个方面,需要强调照护者之间的团队合作,包括重点学习如何提供最佳认知症护理;第四方面,即提供对家人的支持,加强他们的作用,并保证他们获得尽可能高的生活质量。

　　几年后,西尔维亚之家于 2004 年与索菲亚大学(Sofia University)合作,重新启动了西尔维亚护士认知症教育项目。索菲亚大学是一所面向护士和助理护士的高等教育机构。该项目提供的是在线课程。该课程共有 60 个学分。只有助理护士或更高级别的护士才有资格申请该项目。入学者在毕业后将获得西尔维亚女王颁发的西尔维亚护士称号。

　　西尔维亚之家为家庭护理组织提供认证,并为患者的家人提供培训课程。西尔维亚之家的负责人威廉敏娜·霍夫曼(Wilhelmina Hoffman)也是瑞典认知症中心的负责人。瑞典认知症中心的作用是通过在线课程传播有关认知症的知识。

在本次采访中,西尔维亚的助理护士(西尔维亚护士)、西尔维亚日托中心的工作负责人洛塔·罗佩谈论了西尔维亚的历史和它的姑息治疗理念。罗佩女士还介绍了日托中心的概况,以及西尔维亚之家基金会提供的各种课程和证书。

② 关于洛塔·罗佩

洛塔·罗佩拥有助理护士学位。自 1976 年以来,她一直在瑞典的团体家屋、居家护理服务中心和养老院担任助理护士。2001 年,她毕业于由西尔维亚之家基金会资助的为期一年的教育项目,并获得了西尔维亚护士的称号。2002 年,她开始在斯德哥尔摩的西尔维亚之家担任护士。在西尔维亚之家,她是日托中心的工作负责人。同时,罗佩女士还教授认知症护理课程,并主持反思会议。

③ 访谈内容

索菲亚·威登(SW):请描述一下西尔维亚之家基金会(西尔维亚之家)建立的日托中心的背景。

洛塔·罗佩(LR):西尔维亚之家基金会最初是一所为助理护士提供认知症护理培训的学校。学校邀请认知症患者在日托中心度过一天。他们为助理护士提供临床经验。多年以后,西尔维亚之家逐渐发展成为一个永久性的日托中心。其目的依旧如初——通过传播有关认知症护理的知识来提高患者的生活质量,并提供姑息治疗理念的相关教育。西尔维亚之家每天大约有 8 到 10 名访客(认知症患者),目前为大约 18 名患者提供服务,相当于每月的访问数量总计约 170 次。每位患者一周最多去那里五次。日托中心提供以人为本的认知症护理。这意味着患者(即访客)永远是工作人员的最高优先级。我们的工作首先要对访客的需求进行全面的调查。活动日程是灵活的,如果访客想去散步、跑步或去健身房,工作人员会进一步调整。毕竟,患有认知症的访客最清楚自己的需求。日托中心的工作流程结构清晰,也很灵活,为以人为本护理的创造性和灵活性提供了空间。

SW：患者如何加入西尔维亚之家？

LR：西尔维亚之家是一个非营利基金会。这意味着，患者要么自掏腰包，要么通过支持系统从当地政府获得资金。大多数人向当地政府申请资金。我们在西尔维亚之家照顾许多年轻的老人。这些患者的年龄在 60 到 65 岁之间。在 65 岁及之后，你有权享受老年护理服务。问题是，大多数去瑞典认知症日托中心的患者都超过 65 岁。因为周围都是 80 岁或更老的患者，65 岁的患者通常会觉得自己非常年轻。在西尔维亚之家，我们为年轻的老年访客提供每周两天服务，而为不同年龄的老年访客提供每周三天服务。

SW：西尔维亚之家的护理费用是多少？

LR：西尔维亚之家每日访问的费用约为一千瑞典克朗（约合 125 美元）。与其他日托中心的收费相比，这是一个具有竞争力的价格。但是，这个收费价格并不能抵消所有运营开支，所以我们还需要从提供的课程和认证服务中获得资金和收入。

SW：哪些类型的护理提供机构可以获得西尔维亚之家基金会的认证？

LR：养老院和日托中心可以获得西尔维亚之家的认证。资格认证表明护理提供者的知识水平。我们的认证过程适用于任何在日托中心或养老院工作的人。从清洁工到最高管理者在内的任何人都可以完成为期三天的认知症护理培训。课程内容包括不同种类的认知症疾病、大脑内部变化、认知症的症状和护理策略等方面。

认证过程的第二阶段是选择工作负责人。他们需要额外参加一天的认知症护理培训。他们需要监督养老院的其他员工，确保所有人遵循西尔维亚之家的护理理念。

认证过程的第三阶段是单位派遣两名护士接受为期三天的培训，并培养其成为反思型领导者。我们在西尔维亚之家或在养老院进行培训。反思型领导者每个月会在养老院为员工主持一次会议。每次会议持续一至两小时，其目的是就所提供的认知症护理服务和亟待改善的方面进行反思。

如果养老院的护理提供者在西尔维亚之家获得认证，其认证的有效期为三年。我们在一年半后对证书进行评估，从而确保养老院的提供者符合标准。在认证过程中，所有的参与者都要参加考试。如果养老院的总测试分数超过70％，那么就会收到证书。这种认证的好处在于，机构中的每位员工都会觉得自己作为照护者的角色得到了加强。于是，每个人对自己的护理方式都更有信心,居民也将得到更好的护理服务。我们可以在斯德哥尔摩的西尔维亚之家,以及瑞典或其他国家(或地区)的养老院提供所有课程的培训。

SW:您能举一个工作负责人的例子吗?

LR:我们的工作负责人可以是主管或负责某个部门或科室的主任或护士。一些照护者所在的工作小组可以由助理护士担任组长。组长的职能与工作负责人相似,且都需要参加认证过程第二阶段的培训。

SW:那究竟是照护者个人还是医疗服务机构获得认证资格?

LR:是服务机构获得认证,而不是个人。个人将获得课程培训证书。西尔维亚护士指的是毕业于索菲亚大学学院的护士。因此,获得西尔维亚护士头衔的员工与西尔维亚颁发的课程证书之间存在重要区别。

SW:你们会评估颁发的认证吗?参与者的反应如何?

LR:我们并不评估这些认证,然而我也听到了来自参与者以及他们所在科室领导的积极反应。参与者对自己的工作角色更有信心,他们同时在团队中合作得更好。参与者也更喜欢寻求帮助,对自己的形象和对待访客及其家属的态度更充满自信。

SW:西尔维亚的工作人员也参与认证工作吗?

LR:是的。我从事兼职教育和认证工作,我的同事伊娃·琼森(Eva Jonsson)做全职教育和认证工作。此外,我们还从与我们有密切联系的西尔维亚护士们那里获得外部帮助。

SW:那你们也会对国际护理人员提供资格认证吗?

LR:是的。我们会邀请国际访问学者来西尔维亚之家参观学习。我们同时也会参观国外的护理机构。上周我去了德国的马耳他骑士团。马耳他骑士团的代表也访问了我们,并参加了一个辅导员培训课程。这个课程是一个为期一周的强化培训,目的是让辅导员们了解西尔维亚之家的姑息治疗理念。该课程的内容比我们的基础课程更全面。辅导员们也学习了如何将护理理念传达给养老院的其他工作人员。

SW:你们还提供其他类型的课程吗?

LR:我们提供一系列不同种类的课程,从较短的基础课程到较长的医疗相关培训。这些课程或者在西尔维亚之家,或者在索菲亚赫美大学学院,或者在卡罗林斯卡学院,或者在其他外部护理机构中进行授课。

2008年,索菲亚赫美大学学院和西尔维亚之家共同推出了一个针对护士的认知症护理学位课程。这是一个为期一年的基于网络平台的远程学习项目,提供 30 个大学学分。四年后,我们机构与卡罗林斯卡学院合作推出了第一个西尔维亚医学教育项目。这是一个两年的基于网络平台的培训项目,授予认知症护理的硕士学位。目前,共有 25 名医生参与了该课程的培训。11月,卡罗林斯卡学院和西尔维亚之家又将共同推出一个为物理治疗师和职业治疗师提供的硕士学位课程。这同样也是基于网络平台的教育模式。

SW:您能告诉我关于你们提供姑息治疗的哲学理念吗?

LR:西尔维亚之家的姑息治疗理念基于四个核心部分。护理哲学的目标是为认知症患者及其家属提供尽可能高的生活质量。

第一部分是缓解症状和以人为本的护理。这一组成部分包括积极预防和着重于缓解认知症的症状。如果一位患者需要寻找洗手间,却无法找到,那么工作人员可能会提前干预,引导他去洗手间。这种干预可以防止那个人因为找不到洗手间而感到困惑、焦虑或沮丧。

照顾认知症患者的职责包括了解患者、能够读懂信号、适时介入并提供帮助,同时能够仔细考虑需要何时干预、何时退后。认知症有很多不同的种类,症状也都不同。有些患者将失去方向感;而其他患者尝试着努力表达自己的观点。照护者的角色是了解每位患者个体,并缓解他们的症状。姑息治疗理念的第二部分是沟通和人际关系的建立。为了提供以人为本的认知症护理,每位照护者需要花时间去了解患有认知症的个体。照护者需要与每位患者建立良好的关系,从而提供以人为本的护理。照护者通过花时间与患者进行交流,讨论对患者重要的事情来做到这一点。他们与访客(患者)一起吃饭,一起坐下来喝咖啡。同时,建立信任感也很重要,必须尽可能地让认知症患者相信你。

姑息治疗的理念并不是"我们和他们"的分界线。工作人员不被视为照护者,他们也不认为自己是照护者。他们将自己视为访客的朋友,并以此方式进行交流。这是护理理念的一个重要组成部分,尤其是对患有认知症的年轻老年人。年轻的老年人不希望像患者一样被对待。较年轻的老年人希望在白天参加活动,并享受陪伴。虽然年轻的老年人需要支持,但他们同时希望被正常对待。

姑息治疗理念的第三个组成部分是需要强调照护者之间的团队合作。照护者需要彼此建立联系,以进一步学习如何提供最佳认知症护理实践。他们需要相互沟通,并与护理机构的其他团队成员建立联系。同时,照护者还需要与访客生活中的重要人物建立良好关系,如他们的家人、照护者和其他医疗专业人员。他们需要明白,团队合作是老年认知症护理的一个关键方面,他们的团队规模远比养老院的护理团队大。

第四个也是最后一个部分,即为家人提供支持。西尔维亚之家邀请家庭成员到养老院,为他们提供教育,并确保尊重家庭成员的意向。如果家人希望积极参与,并了解他们的亲人在日托中心做什么,工作人员就会每天向家人通报情况。如果家人希望与工作人员少一些接触,那么他们的意向也会得到尊重。工作人员通过写日记来确保他们每个月至少与患者的家人联系一次。我们通过电话、短信、电子邮件或其他方式与家人保持联系。西尔维亚之家致力于加强家人对患者的作用,并同时确保家人也能获得尽可能高的生活质量。这是姑息治疗理念中的一个关键因素。

SW:你们如何确保西尔维亚之家的护理质量?

LR:每六个月,我们日托中心的照护者会重新评估每位访客的护理计划,以确保它符合西尔维亚之家理念的四个基本组成部分。我们会为每位访客制定个性化的护理计划。这些护理计划同时还可作为地区政府的档案。在护理计划中,照护者描述了访客可能喜爱的一系列活动。随着时间的推移,我们通过不断地评估和修改护理计划来满足访客的需求。例如,一位访客在刚来日托中心初期可以进行长时间的散步和绘画。大约6个月后,认知症可能导致他的某些身体和认知功能恶化。那个人可能再也不能画画或长时间散步了。这就是为什么工作人员需要不断更新和修改护理计划。每六个月,我们修订护理计划的每个组成部分,从而适应个人及其需求。与此同时,我们与其家人保持着密切联系,因为当访客的需求发生变化时,家人也会改变想法。

SW:你们为患者家人提供的课程包括哪些内容?这些课程是否也和你们提供给护理人员的课程一样密集?

LR:并不是的。对家人的培训是一个为期一天的课程,主要是对大脑、认知疾病和认知症症状的简单介绍。在当天下午,他们将会学习如何与患有认知症的人交流,并与其他照顾认知症患者的家人一起相互学习,分享经验。针对家人培训的一个很大的组成部分是他们相互分享彼此照顾认知症患者的经验。我无法告诉他们和患有认知症的人住在一起是什么感觉。相反,他们可以告诉我们与患有认知症的人生活在一起的感觉。所以,家人之间需要思想和经验的互相交流。这就是我们支持认知症患者家人的方式。

SW：西尔维亚之家在未来将如何继续发展？会带来什么变化吗？

LR：我们将继续在西尔维亚之家、瑞典其他地区以及国外提供日托中心的服务以及各类认知症护理课程。我们尝试与访客一起携手规划并发展日托中心，并在每天下班后评估我们的工作并做出改进。

SW：从更宏观的角度来看，您认为世界能够照顾所有认知症患者并为他们提供高质量的认知症护理吗？

LR：是的。我对未来充满希望。今天，人们从世界各地来到瑞典。他们带来了他们的文化和对老年人的尊重。瑞典人必须从其他文化中学习如何尊重老年人，并给他们足够的尊严。我们拥有足够的知识可以为世界做出改变，但与此同时，我们也需要必要的资源。我相信未来无论是在资源还是在认知治疗方法上，都将取决于灵活性。

SW：洛塔，谢谢您！这次的采访非常有趣。

LR：索菲亚，也谢谢你！

（访谈结束）

以人为导向的认知症生活

——与八福之家的访谈

1 背景

八福之家是亚利桑那州凤凰城的一个退休生活社区。这个占地 25 英亩的社区容纳了 700 位退休居民。这里的设施一应齐全，有健身房、游泳池、图书馆，从咖啡店到小餐馆再到高级餐厅，甚至还有一个不错的酒吧。所有的餐厅和酒吧都对公众开放，顾客络绎不绝。

社区内的其他设施包括美发沙龙、银行、教堂、工艺美术馆和陶瓷工作室、木制品商店、花园和步行道。社区里有医生和医务人员。在整个社区中随处可见博物馆级的艺术作品。八福之家有超过 90 个俱乐部，全部由当地居民创办和经营。

数十年来，八福之家社区一直致力于研究以人为主导的认知症生活方式。"八福之家"的研究人员设计了一个基于循证的认知症护理模式，名为"舒适生活"（Comfort Matters™）。该模式如今已被介绍给全世界数千名长期护理人员、医疗服务提供机构和学生。通过由特纳·阿隆佐（Tena Alonzo）、凯伦·米切尔（Karen Mitchell）和他们的团队开发的为期两年的培训项目，"舒适生活"的概念在全美的长期护理机构中得到了推广。

在本次采访中，特纳·阿隆佐、凯伦·米切尔和伊万·希尔顿（Ivan Hilton）给出了"以人为导向"的生活方式的例子，并分享了他们如何把这个充满幸福的社区变成一个完全以人为导向的设施环境。他们详细阐述了"舒适生活"模式的理念和价值，以及该模式是如何成功运作的，即使在晚期认知症患者所居住的朱砂崖护理中心也是如此。

关于凯伦·米切尔

凯伦·米切尔是注册护士、护理科学学士、"舒适生活"教育提供者。在过去的四十年里,凯伦·米切尔一直致力于改善老年人及其家庭在长期护理环境中的生活质量。米切尔女士在她的职业生涯中担任过多种职位,包括护理助理、护士长、护理辅导员、护理主管和护理主任。凯伦·米切尔于1983年正式加入了八福之家社区的员工队伍。从那时起,她就成为开发和实施基于循证的最佳实践护理的驱动力。她的研究成果发表在《纽约时报》(*New York Times*)、《纽约客》(*New Yorker*)杂志和《临终关怀与姑息护理杂志》(*Journal of Hospice and Palliative Nursing*)上。米切尔女士于1975年在纽约奥尔巴尼的玛丽亚学院获得了注册护士学位,并于1989年在菲尼克斯大学获得了护理学理学学士学位。

关于特纳·阿隆佐

特纳·阿隆佐拥有文学硕士学位,担任八福之家教育和研究主任、"舒适生活"项目总监。她同时也是纽约市老年认知症之姑息治疗培训和实施项目的教育主任,该项目与"善良照护协会"(Caring Kind)(前阿尔茨海默病协会纽约市分会)合作。她目前在医疗保险与医疗补助服务中心担任改善认知症护理和减少抗精神病药物治疗计划的技术专家。

特纳·阿隆佐的研究专注于开发针对舒适性的最佳实践,从而解决认知症相关行为;减少抗精神病药、抗焦虑药和镇静药;增强疼痛管理;消除身体上的束缚;防止患者拒绝照护的发生;将行为理解为一种沟通方式;解决就餐和营养问题;增强防止跌倒的技巧;以及教育护理人员,使其了解认知症的病程发展。

直至今日,阿隆佐女士的研究成果已在25余种书籍和学术期刊上发表。此外,她还作为一名主讲人、特邀发言人、研究组成员和基于循证的认知症患者护理实践的推动者,在全国和国际会议上发表演讲。

阿隆佐女士于1983年获得北亚利桑那大学心理学和生物学学士学位,并于1985年获得该校的理论心理学管理硕士学位。目前,她正在攻读生物医学伦理学博士学位。

④ 关于伊万·希尔顿

　　伊万·希尔顿拥有文学硕士学位，是美国医院管理者学院成员、"舒适生活"项目业务开发总监。伊万·希尔顿在急性医疗环境中开发和实施最佳实践方面拥有四十余年的经验。他担任过多种职位，包括微生物学家、医院管理助理、业务开发人员和顾问。最近，他在一所位于亚利桑那州凤凰城的急性医疗机构（约翰·林肯医疗机构）中担任负责辅助和临床支持服务的副院长。

　　希尔顿先生拥有犹他大学医学技术学士学位和中央密歇根大学医院管理硕士学位。他是医疗管理委员会认证的成员，也是美国医院管理者学院的成员。

⑤ 访谈内容

　　吉恩·加利亚纳（JG）：是什么吸引您进入长期护理行业？

　　凯伦·米切尔（KM）：我的祖母。人们通常因为一些家庭成员而被吸引到老年护理中来。我祖母是从英国移民过来的。她父亲在一家雪茄厂工作。她是家里九个孩子中的一个。我们住在相邻的公寓里。她住在公寓的最底层，我们住在顶层。她是纽约奥尔巴尼一家医院肿瘤科的护理助理。当她生病住院时，由于病情缓慢发展，病程漫长，她被告知必须搬到养老院去。因为那时她已经看到了养老院中的悲惨状况，所以她对住在养老院中的前景感到恐惧。那是在1960年代，当时养老院是可怕的地方，所以她吓坏了。结果她在还没转送至养老院前就去世了。那次经历让我下定决心，要为其他的祖母们提供更好的护理选择。

　　特纳·阿隆佐（TA）：我的祖母在1982年左右被诊断出患有早发性阿尔茨海默病。那时她还不到六十岁。这是我第一次听到阿尔茨海默病这个术语。我本科学的是心理学和生物学，当时的打算是当一名教授。从她的诊断到死亡大约用了18个月。一般来说，早发性阿尔茨海默病发展得更快，而这在某些方面是件好事。在她治疗阿尔茨海默病的过程中，我看到了医疗保健服务的利与弊。在她去世的时候，我决定加入一个致力于提高认知症患者生活质量的团队。我改变了职业方向,继而获得了老年心理学硕士学位。在职业生涯的早期,我从事老年心理学研究,目的是改善老年认知症和其他慢性精神疾病患者的生活质量。在实践中,我们很难观察到护理人员对待认知症和精神疾病患者的方式。患有认知症和精神疾病的患者的自主意识容易受到损害。而精神分裂症患者会比那些与阿尔茨海默病有关的问题得到更多的关注和支持。

JG:您所提到的关注和支持,是指生理上还是心理上的?

TA:两者皆有。那些患有认知症的患者被排在优先名单的最后。对于那些患有认知症和精神疾病(比如有精神分裂症、分裂情感性障碍和躁郁症病史)的人来说,这种情况非常糟糕。

在我职业生涯开始约12年后,我逐渐意识到自己并没有达到我预想的影响水平。如果我想改变现实,则需要成为另一个系统的一部分。我的同事吉尔·汉密尔顿(Jill Hamilton)曾是这里的医疗主任,直到最近,她邀请我加入八福之家的团队。当到达八福之家的时候,我明确地发现这里有一支由关心居民的工作人员组成的团队。我们努力进行文化建设,制定规章制度和日常工作章程,使之成为像今天这样的以人为本的团队。我明白我们团队还不了解关于为认知症患者服务所需的一切。于是,我开始了相关的研究和发现之旅。我们想要了解一个完全以人为主导的护理模式在实践中的模样。

最初,我们有一个传统,着重于医疗的护理模式。我们有一位出色的临床主任——加里·马丁(Gary Martin)博士,他是一位伟大的老年心理学家;还有吉尔·汉密尔顿,作为我们的医疗主任。她是一名内科医生,同时也是一名获得委员会认证的老年医学专家和姑息治疗提供者。我们有一支优秀但传统的团队——我们知道如何管理药物和治疗相关的医疗问题,但我们尚未照顾到患者的整个人。从本质上讲,没有其他组成部分的传统护理模式就是住院治疗——他们送你去医院,解决你的问题,然后送你回家。你忍受一些与短暂住院有关的困扰和沮丧,因为它们会让你变得更好。医院想尽快治愈你,让你重新回到你的生活。然而,认知症没有快速解决或治愈的方法。这是长期护理问题,患者没办法回家。我们需要超越仅仅专注于医学的护理模式,使其顾及患者心理和精神的支持。

JG:你们是如何逐步发展至包含心理和精神支持的?

TA:我们开始在医疗模式的基础上建立社会模式。我们一路走来发现自己对照顾认知症患者知之甚少。那不是我们的错。二十年前，没有人知道如何照顾认知症患者。今天，许多人仍然不了解创建以人为本的认知症护理所需的文化建设。

JG：董事会是否支持你们学习新的护理模式和实施新的组织文化？

TA：我们得到了从最高层到几乎所有人的支持。八福之家是一个以信念为基础、以创新为动力的组织。一直以来，该组织的领导人始终怀有强烈的社会正义感，它支持所有人的社会公正性。

JG：八福之家的发展历程是如何的？

TA：以前，卡尔弗牧师是位于这条街那头的八福教会的第一任牧师。他在前往养老院拜访他的一位教区居民的时候，目睹了当时的悲惨状况。于是，他的妻子鼓励他与会众见面，并确定他们是否能提供帮助。20世纪60年代初，他召集教会创建了"八福之家"。许多教区居民以他们的房屋作抵押来作经济上的贡献。牧师和其他教会领袖决定将这些资金用于建造"八福之家"。卡尔弗牧师认为，老年人需要一个可以生活、学习和成长的地方。他现在就居住在八福之家里。他的愿景和使命奠定了我们创新的基础。多年后，我们创新的组织文化使我们能够开展"舒适生活"基于循证的培训。

KM：我们会铭记这段历史和他们的承诺。我们决心继续传承他们的使命。

JG：八福教会的成员是自愿花时间陪伴养老院居民的吗？

TA：是的，直至今日亦是如此。八福之家源于基督联合教会，倡导社会公正性是我们的基本原则之一。我们从这些承诺和信念开始探索，致力于为我们多元化的居民创建一个包容性社区。我们努力为认知有困难的居民创造一个舒适的场所，因为他们也应该有自己的家。这是一项对所有参与者都充满爱心的工作。我们知道可以设计出一种新的认知症护理模式，它比任何人想象的都更能体现以人为本。我们虽然不知道这种模式会如何，但是我们知道，它会有所不同。幸运的是，在我们的道路上并没有出现太多的自我。我们希望认知症患者生活得更好，这种纯粹的愿望使"舒适生活"成为可能。

JG：朱砂崖中心的居民有自己的房间吗？

伊万·希尔顿（IH）：我们提供了单人间和双人间。双人间很大，起初被建造来容纳三个人。居民们自带家具和装饰品。我们想办法通过布置这些家具来创造充足的隐私空间。如果室友对彼此的生活不满意，我们会为他们找寻更适合彼此的室友。

我们的新中心正在规划中,将来只提供单人间。房间结构将基于小型家庭模式。这将是一栋多层建筑,带有安全阳台,让居民体验新鲜的空气和阳光。此外,我们还将包括可以让居民安全散步的地方。

JG:你们打算在这栋新建筑里建多少个房间?

TA:在凤凰城,对记忆障碍生活住宅的需求很大。如果我们有足够的空间,那么今天可以把朱砂崖中心填满很多次。我们正努力满足社区的巨大需求,并创造一个可以容纳许多人的小型家庭环境。目前,我们720名居民的平均年龄是87岁。许多居民可能会需要记忆障碍生活住宅。

JG:您对建筑环境有什么看法?

IH:我认为建筑并不是为人们提供舒适的关键。我们中心就是一个完美的例子。我们不会介入那些正在进行为期两年培训的组织并要求他们建造温室或小型住宅。我们相信建筑环境的确可以帮助支持护理文化,但这不是必须的。

TA:我们希望环境与("舒适生活")项目相匹配。这也是我们准备建造新住宅的原因之一。

JG:你们的居民中有多少比例是私人支付(护理费用)而不是政府支付(护理费用)?

TA:我们有60%的居民是自费的,剩余40%是通过政府资助的。

JG:你们将如何维持机构的可持续性发展?

TA:八福之家的使命是服务广大的中产阶层。我们的商业计划旨在管理利润,并为大众服务。我们提供多种住宿选择,这增加了我们中心的可及性。

JG:你们向居民收取房屋购置费吗?

IH:独立生活的居民需要支付一定的购买费用。价格从25万美元到35万美元不等。他们还需要按月支付服务费。另外,我们也提供月租住宿,没有购买费用。

JG:那当居民搬走或去世时,你们是否会补偿任何房屋购置费用?

IH:我们会的。90%的购置费用将会补偿给居民或他们的家人。

JG:你们的居民性别比例是多少?

TA:居民中大约三分之一是男性,三分之二是女性。

JG:那些不居住在记忆障碍生活住宅的居民是否也存在记忆问题?

TA:他们的平均年龄是 87 岁。我估计 65% 的居民有思维障碍。他们虽然独立生活,但也会面临一些认知的问题。随着他们年龄的增长和认知能力的下降,我们可以为他们提供一些相应的服务。

KM:我认识两名几年前被诊断出患有认知症的护士,当她们不得不停止工作时,她们的心都碎了。幸运的是,我们在凤凰城有很好的诊断医生。我们都将以这样或那样的方式受到认知症的影响。

TA:我们正在设计一种护理模式,它将改变许多人的生活,包括我们自己的生活。我的孩子们的基因组成使他们更有可能患上认知症。如果需要的话,我毕生的工作会对他们有所帮助。我希望他们可以享有自主权,可以实现自己的目标。

JG:你们认为,人们得知自己是否患有认知症是对他们有益的吗?

TA:是的。我的家人很早就确诊了。死亡是人类经历的一部分。相信自己可以无限地活下去是不现实的谬论。如果认知症患者可以尽早得到确诊,那么他们可以制定一个计划,列出他们的优先事项。

JG:你们觉得人们是因为害怕痛苦而不想接受认知症筛查的吗?

TA:也许认知症患者不必受苦。这就是“舒适生活”的意义所在。如果他们正在遭受痛苦,那就说明我们并没有尽职。我们采用以人为本的干预措施来减轻他们的痛苦。

IH:特纳相信,我们给予阿尔茨海默病患者太多的信任和力量。他们没有理由不感到舒适——即便是认知症患者,舒适也会一直伴随他们,直至生命的结束。

TA:我们知道认知症会影响你的思考能力。这是不幸的,我们都希望最终能找到一种方法,至少能阻止它的继续发展。希望有一天,我们能够通过某种预防性治疗的方式,比如免疫接种,来彻底根除认知症。我们的工作和培训的重点是如何为确诊患者提供舒适的生活。我们知道大脑是有复原能力的,即使是认知症患者。大脑的某些部分(如情感联系),不像其他部分那样受到疾病影响。这就是为什么认知症患者的感觉比他们的思维方式更重要的原因。这也就是为什么我们会在认知症患者身上看到如此明显的情绪变化。这些情绪会引导他们的行为。当语言难以表达时,这些行为就起到了交流的作用。如果我们能找到让人感觉良好的方法,那么他们不会思考也没关系。

IH：这就是音乐和艺术如此有效的原因。音乐带来快乐，并经常触发记忆。音乐是一种简单而有力的舒适感。

TA：我们知道，大脑中告诉我们何时感到舒适、何时感到不适的那部分（感知部分）功能直到我们咽下最后一口气时都是完好的。我们的情绪基本上是完整的。我们可以利用这些知识——如果我们知道什么能让一个人感到舒适，让他们觉得自己在掌控一切，那么他们的生活就会很幸福。对此，我们已经做到了，而且我们可以传授这个知识。我们见证了它在全国各地的有效实施。

KM：反之亦然。知道什么会激怒人们并消除它也是另一种支持。刺激因素可以包括让一个居民遵守我们的作息时间表；让他们吃我们认为他们应该吃的食物；开着电视；使用无线电寻呼机；要求他们按照我们希望的方式和时间洗澡；以及使用医疗、情绪和警报约束措施。

IH：这就是为什么我们的认知症护理中心没有异常的员工流动。他们与快乐、舒适的居民进行积极和平的互动。

JG：请更多地讨论一下员工流动的问题。

TA：我们有退休的员工，被诊断出患有认知症的员工，也有回到学校重新读书的员工。这种人员流动是自然的。八福之家是一个适宜工作的场所，因为我们的文化为员工提供了必要的支持。

IH：这是我们的组织文化中赋权的部分。几个月前，我们接待了卫生与公众服务部的来宾。他们有兴趣了解我们在朱砂崖记忆障碍生活中心开展的"舒适生活"项目。我们告诉参观者，我们赋权员工参与并给予居民舒适感。当我们抵达朱砂崖中心时，一名员工正在整理洗衣间。我们的居民泰利·李（Terry Lee）戴着耳机四处走动，听着音乐。当她经过洗衣间时，这位员工转过身来和她跳舞，将她旋转。她脸上挂着灿烂的笑容。她就好像是在天堂一样。我们感谢员工花时间与泰利互动和交流。这位员工回答说："我每天都与她跳舞。我喜欢这样。这就是我来这里的原因。"

这是八福文化的一部分——赋予个人权利。洗衣间的员工为泰利的一天，也为他自己的一天，增添了快乐和幸福感。我们这里还有一位对英文不太熟悉的居民，她是西班牙裔。有一天，她似乎很难过，低着头坐在一张小桌旁。这时，一个西班牙裔维修工人走了过来，跪下来看着她的脸，然后开始用西班牙语和她说话。她脸上立刻露出了笑容。这位维修工选择花一点时间和她在一起,并用她熟悉的语言和她交谈。这些类似的互动经常在我们这里发生。

JG:是什么影响了"舒适生活"项目的设计?

TA:我们从 1997 年开始研究和设计"舒适生活"项目。汤姆·基特伍德的著作是我们早期的基础和灵感。汤姆·基特伍德通过将人视为个体,深入了解他们,帮助他们适应环境,并认识到他们的行为举止就是他们的交流方式,推广了自主权的概念。我们从工作中了解到,团队中的每个成员都必须享有自主权,从而帮助我们的居民过得舒适,通过赞美与鼓励来使他们感到幸福。如果这个责任仅属于几个人或我们组织的一小部分,那么它就不起作用。

我们从朱砂崖中心的每周小组例会开始——那里是我们的老年记忆障碍护理中心。在会议上,我们会就每个居民的个人情况进行讨论,从而确定他们的个人需求和偏好。我们探索了能够满足这些需求和偏好的工作制度和结构。最初,我们了解到工作人员是在早上 4 点半或 5 点唤醒居民,并在 7 点为他们提供早餐。大多数居民都比较脆弱和虚弱。这个时间表没有把重点放在居民的需求上,而只是根据我们的组织目标制定的。我们以小组的形式(包括从保洁人员到中心主任的所有工作人员)检查并分解了其中的一些工作制度。然后,我们将工作制度与居民的需求和偏好进行了比较。我们知道,认知症患者的睡眠习性与其他居民不同;他们必须在身体需要的时候自我休息和放松身心。如果我们遵循他们的生活规律,那么当他们醒来时就会有一个更好的心情,能够更清晰地思考,并且比疲倦时更容易进行其他活动。

小组会议是我们研究的重要组成部分。它使我们能够更好地设计新的工作制度和政策来支持每个居民的舒适生活。

JG:在你们的文化转变过程中,还遇到了什么挑战?

KM:我们必须挑战领土主义,而不仅仅是等级制度和指挥系统。例如,一名员工会想,"这是家政服务,是我的工作领域。你们不能因为居民想要一天 24 小时都可以获取食物,而决定调整我们的时间表。"我们检查了所有支持领土主义的现有制度,并对它们进行了重新设计。当我们开始实施新的文化时,我们意识到这将需要全体员工和董事会成员的全力支持。每个人都必须认识到,居民的需求和偏好正在指导我们的政策和操作规范。居民们通过如何应对问题来指导我们。谁最了解居民? 是每天都在房间里的保洁人员,而不是管理层或董事会。

作为管理者,我们的工作是支持全体员工做他们认为对居民最有利的事情。每个人都需要了解这种文化。没有自上而下的指令。管理者提供教育和授权。昨天,我在课堂上指导了一位中层干部。也有照护者在听课。唯一自上而下的制度是——中层干部应该鼓励本部门的所有员工提出任何问题,不断创新,并找到特殊的方式与我们的居民建立联系,为他们创造舒适的环境。我们还与当地居民的家人保持着良好的合作关系。我们不断地交流信息,并与他们合作,一起为他们的父亲(或母亲)制定一个计划。如今,家庭成员已是我们护理团队的重要组成部分。

商业界通常不会以这种方式运作。这种模式要求员工百分之百地参与和负责任。当我们讨论修订一项制度时,我们听到(工作人员)说"这将打扰我的休息时间"或"我将无法完成五名居民的淋浴工作",我们会很不高兴。我们希望工作人员明白,做出这样的选择是为了让居民感到舒适。工作人员应根据居民的个人时间安排调整工作时间。这就是以人为导向的文化。

JG:你们为什么被命名为八福之家?

TA:我们被命名为八福之家是有原因的。这是一个学习的环境。我们进行了一次又一次的试验。我们有时做对了,有时做错了。治疗和医学的美妙之处在于它们融合了艺术和科学。医疗提供者往往太过专注于科学,以至于忘记了艺术也应该被同等对待。我们正在将艺术部分提升到它需要的位置。学习如何协同发展是一门艺术,它可以使居民舒适、自主和自我管理。

JG:艺术部分的提升是一个困难的过程吗?

TA:我们之前制定的信念和理念并不支持居民。为什么我们不能制定出相应的政策、理念和信念呢?我们在培训中获得了成功,因为我们向他们展示了如何通过一个基于循证的模式来完全实施我们的理念和文化。

KM:我们倾向于这个过程。以人为本的文化是流动的。我们必须不断修改和适应这一过程。

JG:请分享一些您的研究内容。

TA:我们从事转化研究。我们一共进行了两项研究。其中一项研究是在2009年。我们最近与纽约的三家大型养老院合作完成了另一项研究。"舒适生活"项目的姑息治疗实践中,弊在于成本中立,利在于它节省了成本。每个组织都应该实施有效的姑息治疗项目。我们的治疗模式很少使用(或不使用)抗精神病药物,并且省略了无效的药物和检查,如前列腺药物和乳房 X 光检查。

IH:此外,我们经计算得出,通过停止对居民使用无效的营养补充剂,每年可以为每位患者节省 3 万美元。

JG:在您看来,其他的记忆障碍护理机构为什么不采用"舒适生活"模式?

TA:记忆障碍护理行业即将改变向每个人提供护理的方式。这将是崭新的一页。当我在医学研究所发表演讲并与来自全国各地的许多人交流时,我了解到有一种关于以人为导向的理念是被普遍认同的。问题是如何在已深入的文化和可持续发展的层面上实施这一理念。我们已经成功地把这种理念转化成最微小的细节。它被深深印入每项制度和每位员工的心中。我们一直在培训其他组织也这样做,并取得了良好的成效。成功不是一蹴而就的。我们与其他组织一起工作了两年,所以当我们继续前进时,以人为导向的舒适感会渗透到他们机构的文化和流程运作的各个方面。

JG:你们在八福之家实施"舒适生活"项目时,还能看到哪些一致的结果?

KM:"舒适生活"项目使居民的失禁率降低,上厕所的次数增加,最低限度地使用抗精神病药物,无约束措施,几乎没有警报,没有出现日落综合征,增加了止痛药的使用(我们使用泰诺),减少了住院治疗,提高了家庭和员工满意度,减少了人员流失率,以及由于开放式饮食而带来的体重增加。

JG:你们没有让居民们每日均衡三餐,人们会感到担忧吗?

TA:开放式饮食的有效性不仅仅是我们的研究发现。美国营养与饮食学会也支持这一观点。他们认为,只要你高兴,无论何时何地,你可以吃任何想吃的食物。

JG:这是美国营养与饮食学会的新立场吗?

TA:不,他们从 2005 年就开始提倡自由饮食。他们的立场在 2012 年得到了更新。当医生给一位 80 岁的居民开立普妥,并建议他食用对心脏有益的食物时,我也是这么向他解释的。

JG:你们的研究或经验能否表明哪个人会活得更长久——是服用立普妥并食用对心脏有益的食物的人,还是没有服用药物但想吃什么就吃什么的人?

TA:一般来讲,吃自己喜爱的食物的人寿命更长,并且,生活质量也更高。

JG:如果人们在任何时候都想吃东西会存在安全隐患吗?

TA:大多数居民需要日常活动的辅助。即使一个居民经常爱吃夜宵,他也无法独自在厨房里走来走去。因此,员工需要明白,关注居民的这个习惯也是他们的责任之一。

JG：员工会在深夜准备饭菜吗？

KM：会的。我们储存在冰箱里的食物可以用微波炉加热。我们在新入住的居民中看到了太多的过多给药的情况。我们需要一段时间才能开始减少用药。我们平均每人每天服用四种药物（包括止痛药）。

JG：这是低于全国平均情况的吗？

IH：比平均值要低得多。65 岁至 79 岁的老年人的全国平均用药数量是20 种。对于 80 岁以上的老年人来说，平均值是 22 种。

TA：几年前，我有幸到医学研究所进行演讲。当我谈到我们中心的药物使用率时，他们非常惊讶。对我们来说，这似乎是一种明显的生活质量选择。当患者得了绝症，你给他们开了很多药，他们通常无法进食，因为他们吃的药太多了。他们也可能感觉不舒服，因为药物对他们虚弱的身体有很大的副作用。因此，开始减少用药是有意义的。我们与患者家属讨论安理申（Aricept）和盐酸美金刚（Namenda）。这些居民可能已经服药 9 年了，药效可能已经不佳，甚至完全不起作用。现在它们只是在制造"昂贵"的尿液和胃部不适感。开放式饮食通常有助于体重增加，因为居民感觉更好，吃得更多。

JG：家人是否会对减少药物治疗犹豫不决？

TA：必须有人勇敢地向家人建议减少用药，并解释原因。居民的家人通常做好了准备，并愿意减少药物治疗。

KM：我们想要的是正确的药物、正确的剂量、适用于正确的患者，并有正确的用药理由。一些患者可能需要药物治疗，但你必须调查他们所有药物的使用情况。我们看待一切事物的方式都是实验性的。我们一直在研究哪些药物有效，哪些无效。每当停用一种药物时，我们会密切关注任何积极或消极的影响。我们几乎总是看到积极的影响。同时，我们也会仔细地记录和观察。这些记录有助于我们与检查员沟通，也有助于我们取得良好的健康结果。除此之外，检查员需要确保我们做出的选择更安全，这将使我们的居民获得更好的结果。

JG：你们需要通过增加员工数量来实现这些药物的改变吗？

KM：恰恰相反。服用较少药物的居民通常吃得更好、更快乐、更稳定。他们的消化能力也更好，这样就能更好地促进排便。我们的居民不需要那么多药物治疗的另一个原因是，我们让他们尽可能地按照自己的意愿生活。在我们的朱砂崖中心，护患比达到 1∶38。正因为药物和治疗的减少，我们可以继而减少工作人员，从而减少医生咨询电话以及不良事件。根据情况的不同，我们每天会安排四到五名护理助理。例如，如果有一个新入住的居民在适应方面有困难，我们会安排更多的员工支持。正如我之前提到的，我们是一个基于居民需求的流动性模式。

如果让人们随心所欲地睡觉，那么当我们帮助他们起床时，他们会感到更加快乐。当居民对我们叫醒他们，并迫使他们下床不会感到生气时，我们就可以减少对工作人员数量的需求。同时，这个发现也适用于吃饭、洗澡和所有其他活动。

TA：同时，我们也动员全体员工密切关注居民的情况，包括我们的保洁人员。当他们成为关爱环境的一部分时，保洁服务就更有吸引力了。我们欢迎他们为居民发声。其他员工对所提供的反馈内容表示感谢，并认可他们的关注和参与。我们的保洁人员是团队中很重要的一部分，他们也知道这一点。

IH：我喜欢凯伦讲述的一位保洁人员的故事。

KM：我当时是那层楼的一位护士。一个保洁人员和我说："你能来看看M夫人吗？"我问："怎么了？"她回答说："我不太想告诉你，因为你会觉得这很愚蠢，但你能不能去看看她，看看她是否还好？"于是，我对M夫人进行了评估，但似乎没有什么问题。我问保洁人员："请告诉我有什么异常吗？"她回答道："M夫人不像往常早上那样唱歌了。"我回答说："谢谢你的反馈。我们将继续密切关注她。"次日，M夫人因为尿路感染而发烧。保洁人员每天都听到这位居民唱歌，她发现了其身体不适的早期迹象。她很了解这位居民。重要的是，保洁人员知道她应该表达她的关心，而同时，我们也会做出相应的回应。我们在美国各地培训了许多其他的管理人员。你会惊讶地发现，只有很少的组织机构会包括并理解保洁人员的反馈，以及他们和所有其他员工之间沟通的重要性。

TA：他们往往是一种尚未被开发的资源。

IH：我们的文化不仅为员工招聘带来了强大的吸引力，同时，也是吸引居民入住的营销手段。由于我们的声誉，很多家属都希望家人能入住这里。

JG：你们会为居民固定分配员工吗？

TA：是的。目前正在全国范围内推动员工分配的一致性。

KM：员工会告诉我们这有多大的不同。通过一致的员工分配，家属可以更好地认识照护者和其他工作人员。这使家属们能够更多地参与并与护理紧密相连。那些正在推行固定员工分配的组织（包括八福之家在内），已经发现家属投诉的数量下降或者彻底消失。

TA：在我们的研究中大约有100个数据点。我们不仅在确定人员配备是否具有成本效益，还评估了住院和急诊就诊的情况。

正因为拥有一支强大的团队，朝着一个共同的目标努力，我们发现组织在各个方面都发生了积极的变化。除了获得收益以外，我们还有一个更高的目标。大多数从事医疗行业的人都有服务意识。如果没有，他们就不会留在这个行业。这与"工作"无关，我们更想要的是有所作为。于是，我们为员工营造出一种勇于做出改变、积极向上的文化。

KM：我们的团队还审查我们使用的产品。例如，我们尝试了一种不一样的、更薄的纸尿裤，但是发现原来节省成本的期望并没有成为现实——因为我们不得不使用更多的纸尿裤。管理者可以带来想法，但是护理团队的专业知识和经验在决策中更重要。

JG：你们是怎么检验纸尿裤的？

TA：我可以自豪地说，所有工作人员都参与了该过程。我们不得不向一些家属解释，我们看起来鼓鼓囊囊的其实是因为我们穿着纸尿裤，这是为了更好地理解居民的这种体验。家属都对此印象深刻。事实上，有几个家属也愿意加入尝试，并给出反馈。所以我把他们带到沃尔格林，在那里他们可以买到自己的纸尿裤。尽管我们并不觉得舒适，但这个试验还是非常值得的。

KM：我们尝试了许多新鲜的想法。我们一度让居民坐在阿迪朗达克椅子（Adirondack）上，另一次我们使用了豆袋椅，还用过"快乐助行器"（Merry Walkers）。我们已经学会了检验任何产品或制度的方法。

TA：当我刚开始在八福之家工作的时候，许多居民出现了体重下降。与其接受他们的体重下降，不如仔细观察居民的饮食习惯。后来我们了解到，居民们在服用营养补充剂（补品）。有一天，我收集了居民服用的每一种补品的样本，并把它们排列在一起。然后我请员工尝了一到两种补品。这一经历让我们的员工彻底明白了，于是不再给我们的老年居民服用那些没有必要的、味道不好的补品。这些补品可能会让他们感到腹胀、恶心或者两者兼而有之。

KM：我们勇于挑战一切，但不是一次完成全部的挑战。我们每次选择一个问题，然后挑战围绕这个问题的相关想法。我们还检查了床栏的使用。你可能已经注意到我们不使用床栏。有一次，我们的一位护士助理确信有一位居民可以自主移动,并坚持让我们使用床栏。然而,我们在房间外面站了几个小时,她一动也不动,所以我们把床栏去掉了。

JG:除了床栏之外,你们是如何制定关于约束的政策的?

TA:我们的约束政策都是以人为导向的。

KM:我们的政策是根据居民的反应制定的。

IH:我们的政策是以深入了解个人为基础的。我们还对居民的家属进行访谈,了解居民在搬进来之前的情况,他们喜欢什么样的音乐,以及其他个人喜好。

JG:你们的记忆障碍护理中心有没有使用上锁的门?

TA:我们有安全的门禁措施,但是用来保障电梯安全的是一根红绳,这意味着非常重要的人住在这里。按铃器、铃铛和报警器无法带给思考困难的居民足够的舒适感。

JG:绳子管用吗?

KM:是的。它非常有效。

TA:相比大多数会造成不安和痛苦的选择来说,这条绳子其实便宜得多。

KM:我们的工作人员与居民的互动十分频繁,所以他们四处游荡对于我们来说不是问题。

TA:将来等我们重新装修以后,就不打算设计电梯前面的红绳了。居民总是觉得他们是社区的一部分,不应该让他们感到被迫隔离。目前,我们的护理模式必须克服不合理的设计。在50年前建造这所建筑时,没有考虑到以人为导向的认知症友好住宅的需求。

KM:为了解除警报和其他限制装置,八福之家的所有员工都必须加入这次改造并进行新的培训。我们曾经出现过电梯的安全问题,那是因为我们不小心将其他护理中心的居民带来这里。所有员工都要知道,在乘电梯从认知症护理中心出来的时候,应该确保电梯门及时关闭,不要让入住居民随意进入电梯。我们希望确保员工不会在不知情的情况下把居民带下楼。我们核查了所有的现有制度,并以书面形式出台了详细的明文规定。"舒适生活"的文化是贯穿整个组织的,涉及每个员工的参与。

JG:在减少认知症患者的限制约束和遵守法律法规之间,你们是如何平衡的?

TA:我们知道,监管机构和我们一样,也会从实践中出发——他们并不知晓所有需要知道的情况,还得不断学习。我们永远不知道他们是否有机会学习。有时我们必须说服监管机构,抓住机会指导他们,让他们知道对我们服务的居民来说什么是重要的,因为我们才是这个领域的专家。我们可以为居民发声,而且必须为他们发声。当我们知道他们的实际需求时,不为他们发声是违背道德的。

KM:针对认知症的新指南关注以人为导向的护理和保持人们的舒适感。一个组织必须落实为提供舒适和以人为导向的护理的相关政策和实践。所有员工都需要接受认知症专项培训。这创造了与检查员和监管机构对话的机会,并向他们解释为什么我们的护理流程更安全。它也使我们的居民能够体验到最好的生活质量。我们在亚利桑那州的检查员乐于学习,他们花了很多时间和员工进行交谈。在过去,大多数的法规问题都是员工向护理部主任和行政管理者反映的。如今,监管机构亲自来找保洁人员、膳食辅助人员和护理助理进行谈话。当一个组织创建了一个团队,这个团队有权去做他们知道需要为居民做的事情时,检查员就不必报告上级管理部门。监管机构应该把质量和舒适嵌入护理服务的每个细节当中。我们的护理团队了解每一位居民,并能预见到什么能给他们带来舒适和快乐。我们的护理文化已深入于每一位与居民互动的员工身上,也就是八福之家的几乎所有的员工。

IH:我们的文化旨在让保洁人员和居民支持体系中的所有成员在整个护理过程中都能够有权做出决策。

TA:刚开始的时候,我们并不像现在这样有信心。多年来,我们已经见证了基于循证的护理模式所带来的结果。我接到了医疗保险与医疗补助服务中心的一些咨询电话。他们征求我们的反馈意见,从中学习辅助生活机构的最佳实践。认知症并没有相关认证。我们的机构服务于有着不同身体问题或认知障碍的居民。一些居民住在自己家里,另一些人则住在养老院、记忆障碍护理中心或辅助生活机构中。我们正在制定为他们提供有效支持的策略,而非加深他们的潜在困扰。在文化变革的早期阶段,我们经常会遇到“你不可以这么做”的反应。改变通常会遇到阻力和恐惧。我怀疑在一些组织中情况仍然如此。我们于是扪心自问,人们普遍持有的信念是事实还是传闻。诸如“不能随便吃东西,因为法规不让你吃”或“即使一群人一起吃饭的环境无法提供良好的营养和舒适的体验,也必须让护士看着他们吃饭”等想法,究竟是事实还是传闻?我们了解到,这些想法以及其他许多观点其实都是传闻。

JG：您是怎么知道这些普遍持有的信念是传闻的？

TA：我们在文化变革的早期就开始进行这一探索。我们定期与卫生部进行谈话。我会问："这真的是一项规定吗？你能告诉我在哪份 F-Tag 中吗？F-tag 是联邦和州政府法规颁发的指南。有时，实际的指南可能不同于其随时间推移的一些特定解释。我研究了很多 F-Tag 指南。

KM：我们在美国各地培训的组织也做了同样的事情。他们与监管机构建立了良好的关系，这样他们就可以提出这类问题，并提前完成基础工作。现有的指南都非常完善。所以，我们学会了热爱法规。

我们与所有的部门共享指南，这样我们就有了相同的信息。当认知症特别护理指南被制定出来的时候，我们和护理部主任分享了它的出世。于是，她与所在团队的员工进行讨论并评估了他们的工作流程。他们确保在居民生活的各个方面实施以人为导向的认知症护理。我们已经学会了在现有法规的框架内做好我们的工作。

TA：我们将监管保持透明化。我们不会按照任何会被认为可能出错的方式来实施。我们为满足法规需求而构建组织。这就是我们致力于理解限制的文字和精神的原因。

有时这个过程并不十分顺利。我们曾经说过："你现在告诉我这个，但是我们不同意，现在告诉你原因。我会提供给你们支持这个观点的相关 F-tag 指南和文献。"我们手头上拥有所有与这些对话相关的研究和 F-tag 指南。我们准备好了能让监管机构以我们的方式来看待事情的相关研究和其他材料。通常我们一般会说："我有文献支持我们的立场。你们想看看吗？"

KM：许多评审员以前都做过其他工作。你并不需要去读书后成为一名评审员。他们理解这些法规的文字内容，而且对精神层面的含义也越来越了解。十到十五年前当评审员来访时，我正与认知社区的几位女性居民坐在一起钩针编织。一位居民正在用我认为最快的速度解开钩针。我们正坐着谈论手指关节炎的话题。我们的另一位工作人员正在给居民读报纸。有一位坐在公共区域，还有另一位在给居民做发型。当时大约有五种不同的活动在同时进行着。这时评审员问道："你们有安排什么活动吗？"

IH：他们在寻找团体活动。

TA：他们（评审员）说："这不是我们所期望看到的。"我们解释说，每位居民都参与了一项活动，一切都很好。以人为导向的活动是特指那些居民喜欢从事的活动,而不是我们强加给他们的某种类别的结构化活动。

IH:我们最近在(高尔夫)果岭上遇到了我们的居民泰利·李女士和舒邦迪先生,他们来自我们的认知症生活社区。那是一项活动,监管机构告知这些活动可以分成小组进行。泰利·李和舒邦迪穿过八福之家来到果岭,与其他居民和我们所有人进行互动。然后他们练习了高尔夫球。我不知道你是否还可以在其他生活社区中看到这种情况。

TA:泰利·李女士曾是万豪集团的高管,她很喜欢发现问题。她可能会说:"这里需要上漆。为什么这个问题没有得到解决? 你知道那棵植物需要浇水。"这种行为已经在她的思想中根深蒂固。

KM:当我们带访客去朱砂崖中心时,她想确保我们按照她的标准来照顾他们。

TA:如果她认为我们没有做她认为应该做的事,她会告诉我们。在我们的文化中,她可以自由地主导她想做的事情。

就是这样。即使是那些患有认知症的居民也是独立的个体。我们的大多数居民入住的时候都有65年或更长的寿命。我们以生命为荣,我们尊重他们个人以及他们曾经的生活经历。我们必须拥有一种"允许人们做自己"的组织文化。那是以人为导向的生活的核心内容。

JG:你们有组织一些代际活动吗?

TA:我们和所在地区的几所学校进行合作。一个是华盛顿高中,就在这条街上。他们把学生带到这里来做服务项目。我们选出每月的"本月最佳学生"。我们还在年底为华盛顿高中的学生举办盛大的宴会,并给他们颁发奖学金。

JG:你们机构中的居民是否参与了这些活动?

TA:我们的居民才是活动成功的关键。他们还给学生捐赠了奖学金。我们有许多退休教师住在这里。我们的八福之家立足于赋予居民有意义的生活。在这里,有超过97个由居民自行开展的俱乐部和会议。

IH:每周三晚上我们都会在八福之家开民谣合唱会。伊戈尔·格伦(Igor Glenn)负责组织这些民谣合唱会。他是一名音乐家,以前曾参与新黑面歌手团(New Christy Minstrels)。新黑面歌手团是一个由12~15人组成的团体,他们创作了许多流行歌曲。伊戈尔目前仍然在世界各地旅行。每周三,居民会从社区的各个地方带着他们的乐器来参加民谣合唱会。

TA：他们是专业的音乐家。

IH：他们中的一些人住在八福之家，另一些人住在其他地方。他们中的一些人决定住在这里是因为民谣合唱会。

TA：我们还有一个活跃的居民组织的团体——"为老年人创造一个可持续的未来"，并在华盛顿特区进行演讲和游行。我们的居民终其一生都在为更广泛的认知症社区做出贡献，这就是为什么我们的许多团体具有公民意识。

JG：作为一个以信仰为基础的组织，八福之家居民的生活方式和宗教信仰是否多样化？

TA：你看到我们门前的标语了吗？上面写着"对所有人开放"。我们是亚利桑那州第一个公开向所有人开放的组织，无论何种生活方式。我们对此感到非常自豪。我们相信每个人都有一席之地。我们有许多居民希望与女同性恋、男同性恋、双性恋和跨性别者社区建立更全面的联系。他们联系了 P Flag 的运营者，这是一个支持女同性恋、男同性恋、双性恋和跨性别者社区以及他们的朋友和家人的组织。如今，组织中的成员每周都会在八福见面。我们最近在八福之家放映了电影《沉默的一代》。我们的女同性恋、男同性恋、双性恋和跨性别者支持小组大约有 150 名成员。

IH：我们为社区举办了很多活动，包括美国退休人员协会、阿尔茨海默病团体和其他支持团体组织的活动。我们欢迎八福居民参加所有社区活动。

JG：请描述你们的居家服务。

KM：我们通过"八福居家"和"八福家庭健康计划"来提供各种居家服务。我们的照护者为八福居民和当地社区的居民提供支持。

TA：我们是一个没有围墙的生活计划社区。

JG：你们如何消除认知症患者家中出现的日落现象？

TA：认知困难的居民有特定的需求。他们需要在疲倦时能够入睡。他们需要随时随地都可以吃到自己喜爱的食物。他们需要以一种对他们有意义和合适的方式接受日常活动的帮助——要对他们来说方便，而不是为了我们的便利。他们需要以一种有意义的方式参与进来，并可以因他们是什么样的人而得到赞美。我们应该为他们提供一种支持的环境。思考困难的居民通常不能忍受强烈的噪音和骚动。他们无法理解，所以会觉得："我感到不舒服，我很害怕，不知道该做什么。"喧闹、不可预测、制度化的环境对那些有思考困难的居民来说是不利的。假如我们可以帮助他们在疲惫时入睡，在精神焕发时醒来,那么他们往往表现可以展示出最好的自己。我们必须预测他们的需求,并充分了解每个人,以便我们知道他们何时饥饿或口渴。如果他们的胃疼是因为饥饿,他们将无法直接告诉我们。如果我们留心管理这些方面,那么居民出现日落现象的可能性就会大大降低。

同时,日落现象也可以通过有效的药物管理或减少药物数量来实现。例如,一个人在服用抗精神病药、抗焦虑药或阿提凡(劳拉西泮)9 小时后,就会出现宿醉效应。他们会有一种喝多了的感觉。当医生给患者开了一种药,让他们在 9 个小时后感觉不舒服,这就造成了焦虑和不快乐,导致日落现象。当居民出现思考困难,又感觉不舒服或者大部分时间都在宿醉效应作用下的时候,他们很容易产生日落现象。

IH:特纳刚刚解释了"舒适生活"文化中的参与部分。如果一位认知症患者开始专注于接孩子放学,我们会找到一些方法来安抚他们,而不需要给他们使用药物治疗。我喜欢听到特纳经常说的另一句话是:"我们想给他们的大脑提供更好的建议。"

TA:我们在凤凰城和全国各地进行了很多行为咨询。我们发现"无聊"几乎总是导致出现日落现象的一个因素。许多人仍然不明白,其实对于那些认知症患者来说,"启动按钮"已经坏了。

JG:他们需要参与吗?

TA:他们不想只是坐在那里,但他们无法继续进入下一步。他们的大脑不允许他们这样做。总得有人主动帮助他们。当我们说在为他们的大脑提供更好的建议时,其实是在为他们提供有价值的东西——除了沮丧和无聊。他们无法用语言表达,但他们在想:"谢谢你。我只是在等你来帮助我。"如果我们能在一开始就预料到他们的需求,那么就能防止居民变得沮丧。沮丧是他们的沟通方式,如果我们错过了这个提示,他们就需要对方的主动出击。在这种时候,我们给出一个让他们参与进来的开头,而不是通过服用药物。这是一种非药理学方式,在大多数情况下对他们更为有效。

IH:开头的方式因人而异。有些居民可能想要一块巧克力棒或一个冰激凌三明治。有些居民可能想要站起来四处走走。其他居民可能会想编织,并用她的手指感觉纱线的质地。

TA:其他居民也可能只是想和你待在一起,因为他们把你视为家人或朋友。

JG：停止使用抗精神病药物的本质是为了预防居民感到烦躁不安吗？

KM：每个人（包括我们）都有发生日落现象的可能。患有认知症的人对无聊和焦虑的容忍度不同。而我们只是更能承受这些。

TA：有记忆障碍的人通常无法推理。他们无法对自己说："哦，没关系。我只需要在这里坐几分钟，他们会给我带些吃的，这样我肚子的疼痛就会消失。我可以等待，这没什么大不了的。让我看看这本杂志来分散一下注意力。"

JG：患有认知症的人不能容忍延迟满足吗？

TA：是的。当他们有需求时，就应该立刻满足他们。当护理团队深入了解居民后，他们就不会等到居民开始感到烦躁不安。护理团队需要确定需求并防止延迟满足的发生。

JG：您对预防跌倒有什么想法吗？

KM：满足一个人的需求是预防跌倒最重要和有效的方法。

TA：完全正确。你为什么突然从椅子上站起来？可能因为你饿了，无聊了，或者需要上厕所。当护理团队注意到有居民在"拒绝护理"时，有两种选择。护理提供者可以联系医生，医生会给他开一个处方，让他平静下来；或者了解躁动的原因，并满足他的需求。在这里，如果一个居民"抗拒护理"，我们将首先确定原因。我们可能会怀疑今天他们的关节由于天气的潮湿而（使他们）更疼了。我们会调节他们服用泰诺的剂量，然后对他们进行观察。我们不需要联系医生来为居民提供舒适感。

KM：联系医生是最后一条路，是不得已而为之的办法。

TA：是的，完全正确。

JG：您如何在尊严和风险之间作平衡？

TA：在你来的路上，有没有看到我们的两位晚期记忆障碍居民正在练习高尔夫？如果我们不告诉你他们有记忆障碍，你会知道吗？

JG：并不会。您不担心他们在走向果岭的过程中会被球绊倒或跌倒吗？

KM：他们身边有活动工作人员的帮助与支持。

TA：你想想，每个人都有可能会跌倒的。正是因为担心被投诉的威胁阻碍了组织让居民享受自由和高质量的生活。我们会与决策者进行协商。我们告诉家人，一项活动对他们的父母的生活体验至关重要，因为这是他们的父母一直在做的事情。当家人同意时，我们共同承担风险。

JG：你们有没有发现，其实你们也在教育这些家属？

TA：大多数人并不了解认知症的发展过程。我们将持续性地教育并告知家属这些相关知识。凯伦提到了与这些家属的合作。我们视家属为合作伙伴。这是至关重要的。如果我们不与这些家属合作，那么他们将永远不会明白对他们的父母来说最好的选择是什么。通常，这是他们生平第一次与认知症接触。我们与成千上万的认知症患者有过接触。在他们的父母生活在这里的整个过程中，我们都会一直在旁边指导他们。

KM：这是经过知情同意的。

TA：是的，这是首要条件。

JG：你们哪些员工接受过"舒适生活"的培训？

KM：每一位员工都接受过"舒适生活"文化方面的培训。我们为所有的新员工举办了一个关于"舒适生活"的入职培训，包括我们对员工的期望是什么，以及员工应该如何与居民沟通。入职培训后，员工每月参加 2 小时或 8 小时的培训。所有在记忆障碍生活社区工作的员工、部门经理和主管参加每月 8 小时的培训。我们致力于不断地教育和投资我们的员工。

JG：基层工作人员也接受过有关"舒适生活"的培训吗？

KM：那是当然的，我们的全部 425 名员工都参与过继续教育培训。

KM：我是八福之家中"舒适生活"的护士教育者。我们正在全国范围内开展"舒适生活"的培训，但是我们一直对这里的员工保持着强烈的奉献精神。特纳和我负责提供每月 8 小时的培训。

JG：请描述一下你们在美国提供的"舒适生活"的培训项目。

IH：当我们开始提供"舒适生活"的教育模式时，特纳为其他组织提供针对培训者的培训模式。

TA：对所有人来说，仅仅依靠接受培训以后自己回去独自进行必要的改变并不容易。没有人指导他们如何完成详细的操作步骤。

IH：我们为每个组织提供 250 页关于"舒适生活"项目的培训手册。你可能会说："这是专利材料。你为什么要免费分享？"但是光有知识是不够的。为了实施知识和模型，组织需要长期的支持。培训是不断在变化与发展的。

目前，我们有 14 个客户组织参加我们的"舒适生活"培训。我们每周或每隔一周都会定期给他们提供培训咨询的电话，具体取决于他们的培训时间。

我们最新的客户是位于新泽西的一家养老院，名为"Actors 之家"。

JG：你们是在教他们如何实施认知症生活模式吗？

IH：是的。他们现在也是"舒适生活"项目的提供者。

IG：你们也在培训保洁人员吗？

TA：是的。我们有针对每个职位的培训手册，包括保洁人员。

IH：当我们开始一轮新的咨询时，都要在对方的组织里待上一周。

TA：在第一周之前，我们会花费相当多的时间来准备。我们与管理层讨论，从而确定我们如何在整个培训过程中支持他们，因为改变是困难的。凯伦和我，或者凯伦和琳达·特拉维斯(Linda Trovis)以及我会了解管理层的优先事项，并起草第一周的议程。我们根据组织的个性化需求来制定计划。一般来说，我们会在第一天去了解护理团队，并前往附近进行观察。我们会对每位团队成员的长处进行指导，并找出改变的机会，从而让居民生活得更舒适。在第一天，我们会寻找居民是否存在痛苦的迹象。对于那些患有认知症的人来说，他们的疼痛没有得到足够的认识和治疗。

JG：是因为他们无法用语言表达他们痛苦的事实吗？

TA：正是如此。

JG：那应该如何识别认知症患者的疼痛？

TA：我们可以使用一些可靠的工具来辅助，它们只需要作为护理模式的一部分。比如姿势和无聊也会造成疼痛。我们检查了所有可能让人感到不舒适的因素，并确定如何传达这种不舒适，或者更好地避免这种不舒适。随着培训的进展，我们开始与员工建立关系。最终护理团队将在我们的教育、支持和指导下找到他们的方向。我们并不是专制者，我们将与他们一直保持长达两年的合作。在接下来的两天里，我们将提供两次 8 小时的教育课程，并指导该组织的护理方向。我们可能会问："有没有人注意到 J 先生很痛苦？"

KM：我们将征求他们的观察发现。

IH：特纳和凯伦在第一周建立一个基线或基准，并在此基础上制定计划。

TA：改变将以多种方式发生。对我们来说，在第一天取得一个良好的基线非常重要。然后我们进行两次一天 8 小时的教育课程。我们的教育是基于多种模式的，包括直接教学、视频、讨论、案例研究和实践练习等。

这个模式是基于循证的。我们在全国各地培训的职工们来自不同文化背景。多模式的教学方法可以更好地被所有人理解。目前，我们的八福大家庭由来自 27 个不同国家的人们组成，包含世界上超过 90% 的语种。

我们花了头两天去员工所在的地方见他们。我们继续与他们建立良好的关系,让他们明白我们不是敌人。我们向他们提供了一些他们可能永远不会知道的信息。我们可能也在验证和审查那些他们已经知道的最佳护理实践,但制度上没有得到支持。

KM:许多员工都很高兴参加我们的培训。我们在讲述自身的故事,而他们也可以分享他们的故事。即使在教育的过程中,我们也在建立良好的关系。

TA:第一天晚上,我们就以当天所发生的事情为案例,这样工作人员可以更好地加以分析思考。我们确实地利用他们的优势和机会来制定教育计划。我们认为这个过程是独一无二的,并相信这是我们能为学习者提供的最好的机会。周四结束的时候,在我们完成教学之后,还有一个学习小组。问责制和参与是成功的关键。我们问小组内的每个人都学到了什么。那是他们反思的时刻。我们会问每个人所学到的知识,这将影响他们第二天做出流程改进。我们提供教学,参与者使其与实践接轨,最后做出改变。

KM:他们会告诉同事、上司和周围其他人——他们正在计划做出具体的改变。

TA:与此同时,我们提供教学和足够安全的环境,让人们意识到他们可能没有提供最佳护理实践,这将帮助他们为持续改进铺平道路。有些参与者甚至失控地说道:"我以前全错了,现在我明白了。"工作人员说这个过程是值得的。与老年人一起工作的人通常希望为他们创造最好的生活。我们帮助他们实现这个愿望。

KM:参与我们培训的一个组织中,曾经有一位维修工人停下来感谢我们。他很高兴成为这个团队的一员。

TA:周四,在我们完成了培训和分享之后,我们会让员工去应用他们学习到的全部知识,并加以实践。

KM:我们会从中协助他们完成应用实践。

TA:他们总是很乐意尝试新的方法。有时他们会告诉我们:"那个人太痛苦了。我不敢相信以前竟然没有注意到这些迹象。现在我知道自己可以帮助他们减轻痛苦。我可以使用一些工具。我知道他们很疼,知道他们拒绝护理是因为关节炎所带来的疼痛。"那些时刻对我们所有人来说都是激动人心的。我们作为一个团队来创造居民的舒适生活。对员工来说,帮助居民获得安稳、舒适的生活是值得的。

KM：我们与活动方、社会等多部门建立合作，从而帮助他们成为变革的一部分。

JG：你是否发现在不同的组织中有重复的变革主题？

KM：我们在每个团队中都能看到类似的变革主题。我们会看到关于疼痛治疗的问题。我们通常还需要处理团队动力问题。

TA：当组织发生变革时，我们的护理模式正在被不断地验证。

JG：目前已经提到的问题包括痛苦、日落现象和团队动力。在你们的培训中，还有其他的主题吗？

KM：还有姿势。

JG：是指您如何让别人坐着的姿势吗？

KM：姿势是指居民如何坐着，他们坐在什么上面，他们坐了多长时间，他们的日常活动的自由度等。

"舒适生活"的概念是基于团队如何安排要做什么以及何时进行。工作人员常常陷入一种为完成职责而设计的例行操作中。我们与他们一起分解流程，并检查有多少计划是基于居民需求的。有时流程和时间表太死板了。比如，要求每位居民从中午十二点到下午一点都在餐厅。无论他们是否用餐完毕，居民们都必须在一点钟准时离开，因为餐厅工作人员必须开始打扫卫生。这就造成了一种高压环境，因为照护者和保洁人员会不断催促居民赶紧用餐，而这本来应该是愉快和放松的。

TA：或者当头顶上的寻呼机响了。

KM：噪音是另一个常见问题。如果他们有架空寻呼机或其他警报设备，那么这就是一个需要我们解决的问题。从与新客户一起工作开始，我们就立即寻找护理模式。一些组织在我们到达之前，就已经研究了饮食和补品。一些组织使用了太多的抗精神病药物和抗焦虑药物。药物的用法因州而异。

TA：我们在出发前会核对一下数据，这样我们就能对将要面对的情况有所了解。我们还查看了他们在医疗保险与医疗补助服务中心的文档记录。在第一周高强度培训的最后一天，我们与团队成员坐下来，为下一步变革制定战略计划。我们问他们，在哪些方面有机会提高舒适度。我们帮助他们列清单，并协助安排优先排序。接下来，我们帮助他们建立沟通的结构。良好的沟通是至关重要的。

JG：您指的是护理机构与居民之间的沟通吗？

TA：所有的沟通都很重要，包括与我们的沟通，因为我们提供辅导咨询电话。在早期阶段，我们每周有 30 分钟的电话咨询辅导服务。

IH：在特纳和凯伦周五离开之前，每周的培训咨询电话已经安排好了。

JG：在这两年中，除了咨询电话之外，第一周之后会发生什么？

TA：这就是我们与其他一些更具规范性的项目的不同之处。每个组织的文化对他们来说都是独一无二的，包括他们为谁服务，以及身处何处。我们帮助他们认识到应该朝哪个方向前进，并帮助他们实现目标。我们的过程绝不是指令性的。我们没有严格的时间表。

JG：你们在每周的电话会议上讨论什么？

TA：我们温柔、亲切地指导我们的居民。本周早些时候，我与一家新成立的机构进行了一次电话会议。他们在评估用餐是否舒适。我首先问了他们整个过程。我们了解到，管理和保洁部门已经接受了这种变革模式，但护理和食品服务团队并没有。我问他们为什么不采用新模式，他们回答说："有些员工并不愿意改变。"

文化变革不会在一个分裂的团队中发生。我们的合同是为期两年的，所以我们有足够的时间来解决这个问题。

KM：当我们与实施"舒适生活"的组织一起工作时，可持续性是我们考虑的首要问题。如果他们未能维持"舒适生活"的护理模式，我们就失败了。从我们培训的第一天起，我们就开始让护理团队的每一位成员深刻认识到继续教育的必要性。组织必须将继续教育作为其规定的一部分。我们会给他们提供全部需要的教学材料。我们期望他们团队中的每个成员都能完成核心胜任力培训。有些组织从记忆障碍生活社区开始接受培训，然后逐层向其他员工扩展。然而，如果他们中包括保洁人员或外包保洁人员，或任何其他在记忆障碍社区中的工作人员，那么他们也必须完成胜任力的培训。他们可以在每周的团队会议或其他任何方式中接受继续教育。除了接受教育外，团队还需定期举办舒适生活研讨会。

我们根据护理团队的能力和组织的个性化需求和问题来调整教学内容。所有的工作人员都必须参与。当我们结束培训的时候，我们就能看到变革开始了。他们还必须能够向我们解释护理实施的过程。我们把教育材料留给他们，在咨询电话中指导他们的变革。我们有一个团队已经实施了大约四个月的"舒适生活"，他们的变革进展得很好。我告诉他们，再过三周左右，我们的咨询通话将由每周通话改为每月通话一次。他们对此不太高兴,因为他们已经依赖于我们的每周电话,把这当作某种责任。

JG:咨询电话的内容主要是你们提供建议吗?

KM:我们在电话里很少说话。我们更多的是倾听他们的工作进展。

TA:我们促进过程的进展,这是关于他们的变革,而不是我们的。大多数人都想把工作做好,并致力于解决问题。"舒适生活"项目有两个作用——它有助于通过能力建设来帮助改变员工的做法(我们拥有了为认知症患者提供恰当护理的能力);它也同时帮助组织改变他们的流程体系。这两个方面都是必要的。

JG:您能举一个系统变革的例子吗?

TA:当我们谈到餐饮系统时,一个组织可能正在为他们的认知症社区的50位居民提供餐饮服务。普遍的想法是你需要喂饱50位居民。这种想法是错误的。事实上,你每服务一位居民,可能需要使用50种不同的方法。你如何在你的系统中创造灵活性,使50位居民可以体现用餐的个性化?他们可以拥有不同的食物,在不同的时间及地点用餐,食用不同数量的食物等。

KM:八福之家的厨房在不同的时间为居民提供不同种类的食物。饮食管理员也是培训的参与者,所以他们也明白为什么要改变膳食制度。他们必须建立一个完善的系统来帮助员工解决居民饮食的各种问题。

JG:除了每周或每月两次的咨询电话,你们还与客户进行了哪些沟通?

IH:我们的客户每月都向我们提供数据。他们绘制了一张图表,上面显示了一种叫作PAINAD的工具的使用情况,它是根据居民对护理的排斥程度来衡量的。我们希望看到PAINAD的使用量的增加,因为它可以有效监测居民的痛苦程度,从而减少对护理的排斥。所有这些指标都是经过衡量的。

JG:你们通常用什么止痛药?

IH:泰诺。

JG:你们如何使客户的管理层相信,他们将从实施"舒适生活"项目上实现具有成本效益的投资回报?

IH:我们从不保证结果。"舒适生活"的实施对于我们培训过的组织来说不会增加成本。我们的专业顾问计算得出,在实施"舒适生活"后,每位居民每月的价值增加了1 000美元。我们向培训客户收取每位居民每月60美元的费用,为期两年。

JG：在完成第一周的培训以及每周和每两个月的电话咨询之后，你们是如何继续评估和培训这些客户的？

IH：在培训六个月后，我们的一名教育工作者将返回组织，根据个性化需求对其进行评估，并根据结果调整政策和流程。大约一年后，我们返回组织进行认证评审。这是该培训项目的一个重要方面。两位教育工作者返回来衡量其所在的组织是否可以展示已将"舒适生活"应用于护理实践。教育工作者会对组织进行提问并观察记录。一旦组织通过认证，我们就会给他们一块牌匾，表明他们是一家提供"舒适生活"的机构。我们的认证有效期为一年。他们同时也会获得电子证书，可以放在网站上声明自己是经认证的"舒适生活"提供者。我们还将提供一份新闻稿，他们可以根据自己的需要进行定制。认证6个月后，我们会返回组织来确定他们的需求。我们继续每隔一周进行一次电话咨询服务，直到两年结束。我们已经提供了近一年半的"舒适生活"咨询服务。有两个组织已经完成了认证。他们都在两年后询问后续服务的价格，期待继续与我们合作。他们已经看到了这个项目的价值。

TA：我们有些客户致力于以人为导向的护理模式，但在其医疗保险与医疗补助服务中心的档案中的记录并不乐观。他们想要解决问题，却不知道如何去做。上周，我在一家机构工作，一位护士助理跑到我面前对我说："我只是想和你谈谈。我只是想谢谢你。"我说："你为什么要谢我呢？"她回答说："因为你给我提供了有用的工具。我很高兴。我们终于可以用一直想要和希望的方式来照顾居民。一切都变得不同了。"

JG：他们有没有提出过你们没有想到的创新的实施方法？

TA：有的。这是其中一项令人振奋的结果。当这种情况发生时，我们会将一个组织与另一个组织联系起来。

KM：我们可能会把组织内来自全国各地的有出色想法的营养师和另一位营养师联系起来。他们可以就最佳实践交换彼此的想法。

TA：有一家六月份刚成立的组织制作了一个公告板来发布他们的成功经验。在每周的团队会议上，他们会着重强调组织在一周内的成功举措。此举加强了变革的可能性。我在得到许可后，经常与其他组织分享他们的故事。

KM：一些组织还会邀请我们和他们一起演讲。他们想要分享自身的故事，并就他们的认证和文化变革的成功而获得同行的认可。拥有一群宣称在促进"舒适生活"方面取得成功的组织很有意义，这表明了实现变革的可能性。

TA：当我们正在接受培训的组织中的人们站出来讲述他们的故事时,我们会感到非常高兴。随着时间的推移,他们自己也成为专家。我们最近从先锋网络回来,在那里,凯伦和我一起参加了一个三个半小时的研讨会。随后,"舒适生活"的参与代表站出来谈论了他们的亲身经历,博得了满堂喝彩。

KM：当大家了解到更多的组织成功地实践"舒适生活"并取得积极成果时,也会增加对他们自身的信心。对于一个组织来说,居民更具挑战性,或者他们负担不起实施的费用,这些原因都很容易使他们放弃改变。我们都在努力为居民创造最好的生活,我们都有可能转向以人为导向的护理模式。

JG：你们的客户是否对实施的结果进行了衡量?

TA：我们评估了居民对急诊和住院服务的使用情况。我们在这里实施和研究"舒适生活"已有 18 年的历史,我们为他人提供培训也已有 12 年了。"舒适生活"是我们从所有经验中吸取到的精华。从一开始,我们就决定衡量每位居民的成本和生活质量。我们这些从事过护理服务工作的人都知道,如果我们在评估结果时没有把重点放在人身上,我们就错过了要点。例如,一个人整日坐在轮椅上,迷迷糊糊地服用药物,他的生活质量如何? 那个人永远不会跌倒或变得焦躁不安,但他们在生活中没有质量或(不感到)舒适。数据测量在方案的评价和确定中起着重要的作用。对于我们的董事会和委托人来说,数据报告是有用的。

JG：在你们所培训的组织中,是否发现员工流失率有所下降?

KM：是的,我们的员工流失率降低了。

TA：我们没有对所培训的所有组织进行传统的转化研究,因为那样会增加另一层级的人员配置。我们对纽约市内的三个组织进行了研究:新犹太之家、伊莎贝尔老年医学中心和科布尔山护理中心。在这项研究中,我们与善良照护协会合作,一同为认知症患者提供姑息治疗。

JG：为期两年的"舒适生活"项目的咨询费用是多少?

IH：我们第一个星期收费一万美元。然后我们按照每张居民床位 60 美元(不少于 25 张床位)进行收费。一旦他们获得认证,我们的费用就降到每张 50 美元,并且我们会继续提供电话咨询服务和其他形式的支持。对于额外的电话咨询或其他求助方式,我们将不收取费用。两年后,组织有机会签署续约合同。

JG：你们在第一周进行实地考察的时候是住在酒店吗?

IH：我们可以住酒店，也可以和居民一起住在他们的社区里。

TA：后者经常比较有趣。

IH：如果可以的话，我们宁愿与居民住在一起。

JG："舒适生活"模式的运营成本是否比先前更产业化的模式更昂贵？

IH：这个问题很重要。我们培训的组织已经为居民实现了更好的健康结果，同时节约了成本。他们还发现，节省的成本并不会增加实施的成本。如果没有利润，就没有使命。

TA：我想给你看一个短片。只有不到两百人看过。这是我们的一位居民，乔安妮。

（来自视频的音频）

乔安妮（J）：…有些人已经失去了希望。我可以为希望帮点忙吗？

照护者（C）：什么？

J：我可以为希望帮点忙吗？

C：你每次微笑都带给人希望，乔安妮。

（视频结束）

TA：乔安妮一直都怀揣着希望。这就是这项工作的意义。这是一份充满希望的工作。它能够以更深刻的方式为人们服务。对我们来说是充满希望的。对他们来说是充满希望的。这对他们的家庭来说同样是充满希望的。

JG：谢谢您分享这个视频，也谢谢你们精彩的讨论！

KM：谢谢！

IH：谢谢你来到凤凰城。

TA：谢谢你对八福之家和"舒适生活"感兴趣。

（访谈结束）

圣约翰之家的案例研究

——对丽贝卡·普里斯特(Rebecca Priest)的访谈

1 背景

圣约翰之家在纽约州罗彻斯特市拥有四个老年生活社区,提供多种住房选择,包括独立和辅助生活、康复和长期护理服务。他们的四个社区包括圣约翰布里克斯顿(Brickstone by St. John's)、圣约翰草地(St. John's Meadows)、圣约翰之家(St. John's Home)和两所绿屋之家(Green House homes)。

圣约翰独立生活社区的布里克斯顿位于城市里的一个较大社区中,有一百多名居民居住。布里克斯顿中心内遍布步道和自行车道。该中心具有乡村的外观。社区的中心设有餐饮、小卖部、会议和活动场所的乡村广场。居民可以选择住在平房、公寓或联排别墅中。

圣约翰草地是另一个独立生活社区,占地 35 英亩。居民可以选择住在小屋或公寓里,根据需要提供餐饮和其他配套服务。这个社区靠近商店、餐馆和医疗机构,使 139 名居民能够在社区附近活动。

圣约翰之家(主社区)有 455 名居民。这是罗彻斯特市首家获得伊甸园模式认证的养老院,这意味着管理层和员工都致力于一种"以人为导向"的长期生活护理模式。这种护理模式鼓励看护人与老年人建立联系,从而提高双方的生活质量。圣约翰之家正在把一座古老的医疗建筑改造成 22 所小型住宅,每次只能建一层。改造后的每个楼层有两所住宅,每一所都是带有厨房和大客厅的复式公寓。

圣约翰拥有两所绿屋之家,位于彭菲尔德郊区附近。每所大约住有 10 位居民。要把这些专业的养老院与社区里的其他房屋区分开来是不可能的。在这次采访中,丽贝卡·普里斯特详细阐述了伊甸园护理模式的实施理念和伊甸园护理模式的实施路径。

2　关于丽贝卡·普里斯特

丽贝卡·普里斯特在圣约翰之家担任专业护理管理人员。她从 2013 年开始担任这个职位。她曾在传统基督教服务中心和罗姆服务中心担任社工。普里斯特女士在纽约州立大学布法罗分校(State University of New York at Buffalo)攻读社会工作硕士学位,并持有养老院管理员执照。

3　访谈内容

吉恩·加利亚纳(JG)：请问,是什么促使你们的首席执行官查理·鲁尼恩(Charlie Runyon)接受伊甸园模式的理念和长期护理模式的?

丽贝卡·普里斯特(RP)：查理在纽约的一个名为舍伯恩的小镇中长大。比尔·托马斯(Bill Thomas)也来自同一个城镇。查理在当地一家名为追逐纪念(Chase Memorial)的疗养院工作,比尔和裘德·托马斯(Jude Thomas)就是在这里开创了伊甸园模式。他大部分时间都在组织活动,并帮助居民从一个地方搬到另一个地方。他喜欢和老年人交流。查理对这个行业的热情就是从这里开始的。

查理怀揣着梦想来到圣约翰之家。当他刚来的时候,我们并没有接受过伊甸园模式的培训。大约 12 年前,我们的一位医生见了查理,说:"我累坏了。我不能再这样了。我们必须做出改变。这就是我想做的。我想参与伊甸园模式。作为一名医生,我想做一些比现在更好的事情。"查理很容易就被说服了。我们培训了整个领导层,并通过与董事会的合作,开启了通往伊甸园模式的卓越之路。我们与伊甸园组织密切合作,并开始实施我们的文化变革。我和查理一起工作 14 年了。他是个真正的领袖。查理并不会管得太细,而是雇佣那些有激情和热情的人来提供良好的服务,并鼓励他们创新。如果没有查理·鲁尼恩的引领,我就没有能力将现有的结构和组织文化转换成伊甸园模式和小型家庭护理模式。

查理经营着我们整个组织。他负责监管我,我负责监管专业护理人员。

除此之外,他还监管圣约翰草地和圣约翰布里克斯顿社区,并且支持我们的董事会。查理是首席执行官,而我是圣约翰之家专业技术护理的行政长官。

JG:你们是如何转向伊甸园模式的理念的?又是如何建造小型家庭住宅或绿屋的?

RP:我们在两个长期护理社区中各有一处小型住宅。我们正在把我们城市中的养老社区从老式的建筑环境改造成一个基于伊甸园模式理念的小型家庭住宅。另外,我们在郊区的彭菲尔德社区有两个经过认证的绿屋住宅。这些房屋的认证很像一个品牌名称。我们的两套绿屋都可以通往户外。他们也有私人房间和私人浴室。居民共享空间,并在宽敞的餐厅用餐。包含自然环境等这些方面都是绿屋的标志。

由于改造现有结构的成本很高,导致我们在城市社区中实现小型家庭住宅是非常困难的。由于这些限制,我们不能满足需要通过认证的绿屋的品牌准则,而是要创建一个小型家庭住宅。每户住宅中的老年居民不超过二十人。我们所建造的住宅中充满了提示性标志,提醒居民他们在自己的房子里——这是他们的空间,而不是属于护理团队或医疗团队的治疗空间。它不是一个属于其他人的公共空间,居民并没有必须待在里面的限制。这是他们的空间。一天的生活节奏是由家里的老年居民自己来决定的。居民可以自行决定活动安排和优先事项。我们尽量提醒居民,他们是在自己的家里。居民带着他们的家具到自己的房间里。他们也被鼓励带一些喜欢的物品来装饰公共空间,如一件艺术品、一个花瓶,或照片。居民对设计变更做出决策。

JG:你们是如何让居民参与设计决策的?

RP:我们与一位室内设计师合作,他带来了一些可行的设计方案的照片。她询问居民的意见,并尽力融合所有居民的喜好。我们还会考虑家庭成员的设计偏好。这是确保居民知道这是他们的家的另一种方式。当居民知道他们是住在自己的房子里时,他们会为自己挂上一张对他们来说很有意义的照片,并为此感到自在。他们的家人可能会说:“如果你能把我们关于爱尔兰之旅的书拿出来,那真的会帮助妈妈回忆这段过往。”住宅的设计将反映出居民的个性化需求。

我们还使用其他非机构化的设计。例如,我们的呼叫灯类似于壁灯。我们没有头顶上发出叮叮声和闪烁红光的呼叫灯。居民的药柜存放在浴室里,就像你我一样。你可以称之为“对老年人友好”或“对认知症友好”,但我们只称它为"常识"。耀眼的红灯和哔哔声可能会打扰认知症患者(以及其他人)的休息。

居民用手帕代替纸巾。我们对此做了一些研究,发现居民喜欢把手帕放在漂亮的篮子里一张张使用,就像在水疗中心一样。我们确保定期清洗这些手帕。如果居民和家人愿意,他们也可以在家里自己洗衣服。当地居民的一大优势是能够自己洗衣服。他们可以按照自己想要的方式清洗个人物品。我们都快忘记居民在搬入养老院后会失去多少简单的技能。我对洗衣服很讲究。我们大多数人都是。我们大多数人都是从母亲那里学来的。当老年居民搬进来的时候,我们会问他们喜欢怎样洗衣服。有些人喜欢把所有的衣服都挂起来晾干,有些人喜欢把衣服放在烘干机里烘干。有些人喜欢熨衣服。在考虑设计方案时,我们经常问自己:"我会把它放在自己家里吗?"在遵守规程的同时,有一种方法可以创造一个温暖、友好和包容的环境。

居民的家人知道他们不需要被允许,而是鼓励他们在家里与亲人一起做自己想做的活动。他们可能想和妈妈一起做晚饭或者和爸爸一起做饼干。这种模式能够使他们可以像在家里一样参与到与亲人的关爱和互动中。

我们为居民提供像你我家里拥有的一样的双人床。我们提供的是住宅,而不是医院的病床。这些床只有一个高度,床头和床尾可以调节高低。我们的观察已经发现,居民从床上掉下来的次数大大减少,睡眠模式也更健康。我很难知道这到底是因为实际的床结构还是床所营造的温馨的家庭式环境所导致的结果。

我们的大多数护理人员不穿工作服或任何其他制服。我们鼓励他们穿普通的衣服。

JG:在我们进行实地考察期间,很难看出哪些是工作人员,哪些不是。

RP:那就对了,这就是我们的目标。照护者就像家人一样。有些人真的害怕这层屏障的打破。在城市社区里,我们还在为此奋斗。一些员工仍然穿着洗手衣(一种工作服),因为他们想穿。他们认为如果不穿,自己会被羞辱和贬低。我们这里不需要穿制服,因为居民和家属知道谁是护理人员。护理人员和居民以及他们的家属都保持着深厚而持久的关系。

从制服到普通服装的转变是文化变革的垫脚石之一。文化变革需要花费一定的时间来获得员工的理解。我们的文化基于伊甸园模式的理念。当员工理解了这些理念后,文化变革就更有意义了。我们将在六个月后再次检查制服的穿着情况。我们还将与居民一同讨论关于制服的问题。

彭菲尔德社区的工作人员都不穿洗手衣。这是一个新建的社区,从一开始就沉浸在伊甸园模式的理念和绿屋结构的建设中。这里的护理人员并没有因老式的组织要求而改变他们的方式,而是自愿加入这个新环境并希望改变。一些员工很高兴有机会用休闲的职业装来展示自己。

JG:那些不穿工作服的员工也是经过正规培训的医务人员吗?

RP:是的。他们都是护士和持证的护士助理。关于制服的研究表明,当老年人看到穿着洗手衣的医务人员时,他们的行为实际上更加病态。他们期望医务人员能为他们做更多的事情。当他们和一个穿着漂亮衬衫和休闲裤的人一起相处时,会尽可能多地为自己做事,而且不会感到病态。我们在这里发现,老年人会尝试为自己做更多的事情,比如走进花园或去厨房吃点心。我们看到的这种无助感要比他们在老式机构中看到的要少得多。不穿制服的规定对认知症患者特别有帮助,因为他们可能会忘记自己是在养老院。他们只是和其他人生活在一起。

JG:自从转向伊甸园模式的理念和绿屋环境以来,你有注意到居民使用抗精神病药物的比率是多少吗?

RP:这是一个复杂的数字,因为我们必须考虑到一些个别因素以及居民已经采取的措施。你不能对一位刚入住的居民说"我们这里不使用抗精神病药物",然后指望他们立即停止使用药物。那样做是不正确的。实际上,每位入住彭菲尔德社区的居民都在服用常见的抗精神病药物。我们接纳了那些需要传统的长期护理以外服务的其他居民。这些住宅通常不适合行为正常、富裕并得到充分家庭支持的居民入住。

在最初的三个月里,我们使用了百分之百的抗精神病药物。就在两年前,我们的抗精神病药物使用率为23％,这仍然太高了。目前,我们所有住宅中居民的药物使用率都是15％。如此表明,过去两年中的药物使用率正在急剧减少。绿屋里的居民抗精神病药物使用率为5％。

我很乐意看到我们的药物使用率降为零。但我对那些入住我们社区的老年居民的类型很清楚。我理解他们在传统家庭中的挣扎。因为经常有居民搬进来,所以药物的用量也有所不同。这意味着一个住在绿屋里的居民在服用抗精神病药物。通常他们的入住是因为心理健康问题。我们仍会在抗精神病药物结果衡量中包含这些居民。

我们并没有增加使用抗精神病药物的居民数量,因为组织的文化能够让大多数居民避免用药。我们会对居民"无法理解的行为"进行干预——我们认为,这些行为是由于需求未被满足而导致的。我们试图确定需求,并寻找更好的替代方案来解决未满足的需求。

JG:你们是如何在现有的老式建筑中建造小型家庭住宅的?

RP:我们原有的城市住宅是典型的 20 世纪 70 年代建筑。未经改造的楼层是字母 H 的形状,电梯在中心,两边各有两个狭长的公共走廊。居民的房间在走廊的一边,类似于诊所或医院的结构设计。未经改造的楼层可以容纳 44 名居民。这对于家庭住宅来说太拥挤了。几年前,我们开始探索把楼层改造成可容纳十人的小型家庭住宅的想法。这对管理来说比较困难,因为工作人员需要被分成更小的团队。我们需要向组织证明我们可以做到这点。于是,我投入了整整一年的运营资金,把其中一层楼的头两套房子进行了改造。

我努力与承包商强调这些住宅的"必需设计"。每户都必须有三个组成部分:看起来像家的卧室、供居民一起用餐的餐厅和客厅。这三个空间对于住宅来说是必不可少的。我们从现有的 8 字形住宅开始,重点关注一个新的设计,包括我提到的三个"必需设计"。我们选定了一户效果不错的 L 型的住宅。在这个过程中,我们继续致力于打通墙壁,创造更大的生活空间,而不是狭长的走廊。我们为自然互动和建立关系创造了空间。我们在住宅之间设置了门厅,同时在电梯前面也设置了门厅,这样访客就不会直接走进住户的私人空间。我们在住宅的入口处安装了大门。此外,我们还在后台设计了功能区,如办公空间和护理站。

JG:你们还打算改建多少层楼?

RP:到目前为止,我们已经改建了一层。我们在南楼有两层,每层都有两个小户型住宅。到今年年底,我们将把所有五层楼都改成小户型。到 2016 年底,我们还会完成 10 户住宅的实体改造。截至 2017 年,我们会把所有的建筑都转变为这种模式。

JG:每层楼的住户减少是否会降低利润?

RP:我们很幸运,因为我们在组织的其他社区为居民提供了额外的空间。我们的组织曾经有 475 位居民生活在这里,现已将 20 位居民转移到彭菲尔德的绿屋中入住。在这次改造完成以后,我预计圣约翰之家可能会为更少的居民服务。我们正在探索如何在居民所居住的社区中为更多的居民提供居家服务。我们正在研究让居民出院后回归到社区过有意义的生活的方法。这样，那些不需要我们长期专业护理服务的老年人就可以得到与需求相一致的护理服务。

JG：这里的居民平均居住时长是多久？

RP：平均而言，人们在我们的长期护理机构中的居住时长约为 35 个月（或近 3 年）。这不是短暂的停留。大多数来这里的人都希望能康复，然后回家。人们希望尽可能长时间地住在自己的房子里。关于出院计划，我们有许多选择。他们有可能进入辅助生活机构。正如你所见，我们配有独立生活住宅，它们是按乡村模式建立的。我们有一个更大的建筑，里面有公寓、餐厅和对公众开放的公共空间。居民可以在那里举行他们的聚会。或者，当地的瑜伽老师会来教老年瑜伽。公共和私人空间将得到充分利用。我们的独立生活社区也有许多独立的家庭式住宅。独立生活住宅是我们延续性服务的一部分。我们独立生活社区中的居民平均年龄是 85 岁。

对于出院的老年人来说，另一个选择是入住共享式公寓。在罗彻斯特社区，这个项目被称为"没有围墙的养老院"。我们的社工在圣约翰之家帮助出院老人获取所需的服务。约有三分之二的老年人在他们生命的最后阶段都会和我们住在一起。

JG：这些生活在这里的居民是如何付费的？

RP：我们收入的 20% 来自自费居民，大约 60% 的收入来自政府的医疗补助项目，而剩下的来自长期保险。我们希望改变这些比例，并增加自费居民的数量。

JG：自费居民可以带来更多的利润吗？

RP：是的。政府每天为每位居民提供的补助金额比照顾他们的实际花费少 130 美元。我们创建伊甸园模式和小型家庭护理模式的原因之一是为了创建更接近政府支付比例的护理成本。彭菲尔德社区的绿屋以更低的成本运作来提供更优质的护理服务。为了在我们的传统建筑中实现这些成本节约，我们必须将原有楼层设计转换成小型家庭住宅模式。家一样的住宅环境也同时支持着员工实现文化变革。他们的举止将更像居民的家人，负责其所有日常生活的护理服务。员工需要能够在附近做饭，在附近洗衣服，在满足他们住宅生活需求的情况下工作和安排自己的时间。他们需要文化变革，而不是让更大的组织像磁铁一样把他们拉回医院的日常工作。如果没有物理环境的支

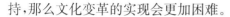

持,那么文化变革的实现会更加困难。

JG:你们能够降低使用伊甸园模式的理念和绿屋照护模式所带来的成本吗?

RP:我们的新模式使用了完全不同的人员配备计划和文化环境。我们把大部分资源投入到一支经过多技能培训的团队中,他们能够满足老年人的所有需求。通过扩大与老年居民关系最密切的员工的职责范围,就不需要那么多的保洁、餐饮和活动支持人员。这就降低了运营成本。

JG:人员配备计划与其他长期护理模式有何不同? 请解释一下"沙赫巴兹"(Shahbaz)的意思。

RP:"沙赫巴兹"在波斯语中是"皇家猎鹰"的意思。它始于伊甸园模式的创始人比尔·托马斯,他致力于摆脱这个行业任何方面的束缚,从而避免员工和居民回归机构主义。"助手"和"护士"这两个词包含着机构行为。比尔·托马斯是一个喜欢讲故事的人,他创造了沙赫巴兹的故事。这是一个皇家猎鹰为国王服务的故事,国王是位老年人。猎鹰调查这位老年人的住所和王国,并确定风险。猎鹰识别了这位老年人的需求,并发现了这个王国里缺失的东西。猎鹰回来后向老年人报告应该如何改变方向或如何进行再投资。这就是沙赫巴兹的传说。我们在这里应用沙赫巴兹来创造出有能力、敬业的员工,鼓励他们拥有让老年人的生活充满活力所需要的技能。这个计划很特别,但确实需要解释一下。

JG:沙赫巴兹的故事该如何转化为实践?

RP:照护者的角色类似于照顾母亲或父亲的家庭成员。我们的前提是,在圣约翰工作意味着你要关心别人,接触他们,在精神上与他们产生联系。你将成为他们生活的一部分,而不仅仅是发药和完成记录。从事长期护理工作并富有爱心的人们会联系我们,并对我们说:"我想成为团队的一员。"于是我们会培训他们如何以符合监管标准的方式来收拾房屋,这样就不会有感染蔓延。我们已经在小型家庭模式中取得了巨大的成功。如果我是患病居民的照护者,我会迅速拿起漂白剂擦拭并清洁居民使用过的任何物品表面。如果我是一名在传统医疗机构工作的护士,而居民生病了,那么清洁可能不在我的工作范畴内。我可能把清理工作留给三小时后才到的保洁人员。他们三小时后还会知道需要格外仔细清洁的确切位置吗? 在保洁人员到达之前,是否有其他居民接触过不洁净区域? 在使用沙赫巴兹员工和伊甸园模式理念的绿屋中，清洁操作的执行情况有显著的不同。

JG：沙赫巴兹所接受的培训与那些从事长期护理工作的普通护士有哪些不同之处？

RP：沙赫巴兹（或照护者）还需要接受临床营养师和厨师的培训，负责烹饪和提供餐点。营养师通过确保食物的质地，包含正确的营养成分和正确的数量来提供膳食支持。我们还配备一位计划协调员来优化人员配置效率，一位"有意义的生活"协调员来确保开展有意义的活动，一位保洁部协调员来确保清洁标准达标，一位护理协调员来确保优质临床护理，一位团队协调员来确保培训和沟通得到良好执行。

每位沙赫巴兹员工需承担一个非常明确的执行协调角色，这是质量保证的第一线。沙赫巴兹协调员将负责家庭生活的某些方面。例如，如果我是协调员，我有责任保证家庭的质量和安全。如果我的沙赫巴兹（或照护者）没有倒垃圾或保持房间整洁，我会问："发生了什么事？我们需要改变流程吗？我们需要再培训吗？你以为只有我注意到了吗？"如果解决质量问题的第一线不起作用，我们就会继而请来护士主管、保洁主管、社会工作者、活动治疗师或伊甸园模式指导员。这些人扮演着辅导员和领导者的角色。他或她让照护者制定计划，从而识别和解决问题。此过程确保了我们的团队以一种满足员工和老年居民需求的方式一起工作。这种包括餐饮、个人护理、梳洗、保洁和活动日程安排内在的质量保证体系是一种有效的模式，因为它要求直接护理者（照护者）始终具有责任感。我从来没有见过这种模式应用于集体家庭或长期护理机构。通常在传统的护理机构中，质量保证的责任取决于不直接参与护理的领导者。沙赫巴兹的作用具有特殊性，且是有影响力的。

照护者同时也要确保开展的活动具有一定的意义，这样居民才会更多地参与其中，并产生联系。比如，照护者可以大声朗读，与居民一起完成拼图、烹饪，或者与一些居民一起在花园中活动。

JG：这些协调员的角色是会轮换的吗？

RP：是的。我们每三个月轮换一次协调员。沙赫巴兹知道他们将每三个月担任一次协调员。这意味着没有一个固定的领导。沙赫巴兹都知道彼此能力的长处。这有助于深刻理解每个人的责任以及各自所面临的挑战。每个人都要设身处地地为别人着想。没有一个人拥有绝对的权力。我们拥有一种横向的、流动的组织文化，它可以促进员工赋权和发挥各自的主人翁精神。

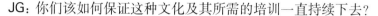

JG：你们该如何保证这种文化及其所需的培训一直持续下去？

RP：这对我们来说一直是最艰难的挑战，因为我们是一个拥有众多员工的大型组织。圣约翰之家共有近 900 名全职和兼职护理人员。我们的专业护理机构中有 340 名居民。我们在梅多斯（Meadows）独立生活社区也有超过 450 位居民。我们不断地培训和支持我们的团队。我们发现，让所有员工共同完成一次长达 40 小时的培训是非常有效的。他们可以更好地了解协调员的角色，同时能够吸取如何消除孤独、绝望和无聊的理念和原则。培训内容将伊甸园模式融入日常工作之中。

培训可以解答很多关系组成部分。你是谁？你是如何工作的？你的性格类型是什么？我的性格类型是什么？我们如何互补？我们怎么会惹恼对方？我们要怎么处理这些信息？我们承诺每年为每户住宅的工作人员提供一周的对话机会。

每周由住宅的团队协调员主持的团队会议也是这个模式所固有的。会议更像是一个学习圈，每个人都在解决家庭服务问题上发表自己的想法。员工每月参加一次周例会，并接受伊甸园模式的指导培训。社区培训为员工提供如何解决冲突、实施决策和建立融洽关系的技巧。

JG：社区培训是通过网络研讨会还是亲自授课进行的？

RP：我们组织内部有一位伊甸园模式的教育者。她的名字叫克里斯汀·安格文（Kristine Angevine）。她参加了伊甸园模式教育者培训课程，并成为一位经过认证的伊甸园模式教育者。她为我们提供了伊甸园模式各方面的培训。伊甸园模式使用的是"为教育者提供培训"的模式。克里斯汀正在为文化变革创造倡导者。

JG：您能给我举一个克里斯汀·安格文可能会提到的问题的例子吗？

RP：我和我的同事在平时一起工作时可能会出现问题。员工可以告诉我们，我们关系的不和谐正以一种负面的方式影响着组织的文化。他们可能从老年居民或他们的家人那里听说这件事。这些类似的情况为团队问责提供了机会。克里斯汀会寻找方法来帮助我和我的同事解决我们的问题。她是一位关系导师。伊甸园模式的培训会指导解决问题的方法。这是一项强大的个人成长培训，适用于所有员工群体。它可以帮助人们学习如何发挥团队作用。

JG：你们是如何衡量结果的？

RP：我们使用一份核心绩效报告，我每周都会和同事们一起回顾这份报告。我们把三四幢房子称为一个街区。我们跟踪各区的财务状况、临床质量、员工满意度和离职率。随着我们转向小型家庭护理模式，所有这些指标已得到改善。

JG：你们是如何将以人为导向的护理模式应用于认知症患者的？

RP：长期护理机构中的大部分居民都患有不同程度的认知症。J 先生是一个生活在"组织"中的认知症患者。在"组织"中生活意味着与所处各个阶段的认知症老年居民生活在一起。J 先生的认知症表现出来的方式是他经常需要寻找。他需要寻找东西。他需要探查所处地点。他一直很忙。他是马拉松运动员。他是一个狂热的旅行者。J 先生的妻子对让她丈夫住在一个典型的带锁的病房或与其他同样患有认知症的人同住一个病房的条件并不满意。她在我们的一个传统社区中为 J 先生找到了一个住所，那里在不久后将改建为小型家庭住宅。

J 先生的某些习惯有些让人震惊。像 P 先生这样的神志清醒的老年人会说："你为什么要抚摸我的头发？"一些居民会从睡眠中醒来，发现 J 先生坐在他们的房间里。我们深入研究了如何帮助 J 先生与工作人员和居民融洽相处。我们与他和他的家人一起确定他需要什么。咪咪·德文尼（Mimi DeVinney）是我们的认知症专家。她花时间观察 J 先生，从而了解他的习惯和未满足的需求。咪咪发现 J 先生未满足的需求是接触。触摸是一种非常个人化的活动。咪咪注意到没有人主动触摸他。她说："让我们尝试这样做。当我们看到 J 先生时，让我们尝试拥抱他。也许我们可以提供他渴望的一些人际关系。"

她还为 J 先生的家人进行了相关指导。他的妻子大吃一惊，因为她很长时间没有亲密地抚摸她的丈夫。而这里的工作人员可以尽情拥抱他。有时他会走过去，这意味着他不想拥抱。建立拥抱制度有效地阻止了 J 先生为了寻求身体接触而触摸他人。这给了他一个很好的方式来建立他需要的联系。拥抱还能帮助工作人员以不同的方式看待他。他成了大家的好朋友。当我拥抱 J 先生时，我们彼此之间分享的联系是积极向上的。

我们想创造一种方式，让人们知道 J 先生是什么时候进屋的。我们用他的故事做了一个活页夹书册。这本书分享了他作为叔叔和作为一个专业人士的细节和照片。他的妻子分享了他们共同生活的故事，包括新旧故事。这本书把 J 先生描写成一位叔叔和一位丈夫。它提醒读者，他是一个优秀的专业人士和马拉松运动员。当居民们知道他生活的细节时,就不再害怕他了。他可能无法谈论这些细节,因为他的大脑已经无法触及这些过往。J 先生现在被看作是一个患有认知症的人,而不是一个四处游荡的陌生人。

RP:身份识别是伊甸园模式的一个重要组成部分。我们努力了解每位居民的过往经历和未被满足的需求。这种理解可以告诉我们如何更好地建立相互联系。满足需求和相互联系是幸福的基础。

JG:你们组织照顾的所有居民中有多少人患有认知症?

RP:在高地大街 150 号建筑中共有 450 名居民,其中,有 85% 的人患某种形式的认知症。那里有两层楼的设计没有居民的出口。我们大约有 60 位居民住在那两层楼。

JG:你们会将这两层楼也改造成小型家庭住宅吗?

RP:当然会。只是我们目前改造的速度还不够快。

JG:你们改造的原因是由于小型家庭住宅可以更好地支持认知症护理吗?

RP:是的。比方说,当一位居民在寻找什么东西时,他(或她)可以环顾四周,可以进入厨房和客厅,也可以查找书架和橱柜。如果没有限制区域,那么居民将更有可能找到他们要找的东西。有时居民无法与我们沟通,无法表达他们需要寻找的是什么。小型家庭住宅可以便于他们不断搜索和寻找。阿尔·鲍尔(Al Power)是长期护理机构的文化变革方面的国际教育家,同时也是伊甸园模式的董事会成员,他经常说:"对认知症患者有利的政策几乎总是对所有人都有利。"我同意他的观点。我们都需要被了解和理解,也都需要相互连接。我们都需要归属感和一定程度的独立性。好的认知症护理就是好的老年护理,反之亦然。

我们不会根据他们的诊断来隔离他们的生活。相反,我们促使那些头脑意识清晰的老年人与那些面临不同程度的思想障碍的老年人进行互动。我们发现这样的安排非常有效。

JG:除了已经讨论过的内容,您对长期护理环境下的以人为导向的护理有什么看法?

RP:由于一些特殊的规定,有时难以实施以人为导向的护理模式。法规仅支持那些对居民不构成风险的活动。如果一位居民想在我们的无烟社区里吸烟,我们的组织会为其制定一个外出吸烟的计划,并让其走出社区去吸烟。

卫生部详细审查了该计划的各个方面。他们很难理解一个组织如何能够在倡导一个无烟社区的前提下,同时又帮助居民吸烟。这些规定实际上都是基于风险规避的原则。

JG:你们在允许居民充分使用厨房以及允许他们随时想吃什么就吃什么的做法上,是否存在监管问题?

RP:我们向监管机构传达我们如何保持厨房的安全与卫生的细节流程。一位专注于以人为导向的领导者永远不会说:"不,我们不能那样做。"而是说:"可以的。那么我们应该怎么做呢?我们需要制定什么样的政策?我们需要什么样的培训?我们需要采取什么质量指标?"这需要我们的奉献和努力,但这一切都是值得的。

JG:为了满足每位居民的需求,你们必须保持适应性和创新性吗?

RP:这就是沙赫巴兹管理模式如此有效的原因。创新应该就在住宅内部发生。它不应该是我的或任何其他管理者的一项策略。我们支持一种运作架构,允许员工进行创新和质量保证,而无需主管部门制定的全面政策。尽管我们经历了一些艰难挣扎,但我们取得了重大的变革和成功。

JG:您可以举个例子吗?

RP:住在我们的一所房子里的一位居民有一个家庭成员,他喜欢走进厨房,为父母和自己做三明治。工作人员的第一反应是禁止家属入内:"不行。这里是我们的厨房,应该遵守我的规矩。"他们的反应是基于对法规和安全的担忧。我们必须重新考虑我们最初的回答——这不是我们的厨房,这是他妈妈的厨房。如果我走进我妈妈的厨房,我可以进冰箱拿我想要的任何东西。我可以给她做个三明治。于是,我和工作人员一同坐下来,讨论了有关这个话题的所有问题。我们决定给那个家庭成员提供属于他们自己的橱柜。我们教她给架上的食物标上保质日期。她必须定期更换食品以满足安全要求。食品协调员还将确保家庭成员的货架上有食物。

在另一间房屋里,可能会有一位老年居民想要自己的食物。因此,我们必须要有一位膳食主管。我们的首席营养师将指导护理团队发挥创造力。答案永远不可能是"不"。我们希望沙赫巴兹团队能够创新并积极响应。有了这样的期望,作为管理者的我们就有责任创造一个让居民感到被支持和安全去创新的组织环境。这是在我们彭菲尔德住宅内开始实现的。我们花了大约18个月的时间才发现这些变化。我想高地大街的建筑需要18个月到2年的时间来实施文化变革。

JG：沙赫巴兹的工作是围绕居民的个性化特点和具体生活方式开展尽可能多的活动吗？

RP：是的。居民可能对我们如何以不同的方式工作有更好的想法。每位居民对照护和联系的需求各不相同。比如我会把自己的文化差异带到这里的生活中。而每位搬入我们社区的居民也都会这样做。我们迫使居民和有着不同生活经历的其他居民一起生活。我们在圣约翰之家的工作就是让员工帮助居民按照他们想要的方式生活。我们这样做是为了确保居民选择的安全性和可能性。

JG：除了家居设计，你们还会在哪些方面考虑居民的意见？

RP：我们在挑选员工的时候会征求居民的意见。他们会参与员工面试的环节。我们的居民委员会每季度审查我们的财务状况。居民主导人员配置比例的选择。对于让老年居民发表意见的最棘手的部分是构建一个合适的理由，让员工接受文化变革。我们必须让员工明白，我们可以在一个非常不同的文化结构中运营长期护理机构。我们经历了一些文化变革带来的挑战。改变一个体系意味着你必须承认它不是最佳实践。在某些情况下，领导者必须介入，并清楚地向所有员工表明，新的方向和文化变革是组织的唯一路径。

JG：您所说的文化变革是指从传统的工业文化向基于伊甸园模式理念的文化转变吗？

RP：正是如此。

JG：请分享一些关于文化变革的内容。

RP：我给你举个例子吧。我们有一位老人在房间装修的时候临时搬走了。她患有认知症。她在另一个临时房间里住得很舒服，不想搬进我们为她准备的房间。她原来房子里的员工认识她，也很喜欢她。他们思念她，想要她回来。他们说："她无法做出决定。她对任何事情都会说'好'。我们需要她回来。我们爱她。"我们让四位不同的员工各自去见了那位居民，从而确定情况。最后，她不想再搬了。这完全是她的权利。我们不是要她做生死抉择。我们可能在某种程度上受到以前的家长式文化的影响，这种文化认为我们知道什么是对她最好的。但我们花了时间去了解她的愿望。那个居民很高兴。她已经和新的生活紧密相连，并交了一位新朋友。

JG：你们的员工对沙赫巴兹的新护理理念有何看法？

RP：我估计，一旦他们理解并成为新模式的一部分，我们团队中90%的人会对这种转变感到兴奋。在对转变的恐惧和困惑消退之后，员工会意识到团队合作和像家庭成员一样照顾居民的好处。这个模式最终对员工来说是有意义的。有些员工可能更适合医院类型的护理模式。他们找到了一种自我选择的方法。留下来的员工都会支持以人为导向的护理模式。他们来这里是因为他们想有更多的时间和老人在一起，他们看到了新文化的发展变化。他们来这里工作是因为他们想从整个人的角度来照顾居民。照护者将从居民那里得到有意义的连接关系并以此作为回报。他们能够以不同的方式展示自己。我们团队中90%的员工都经历了这种转变，现在他们都爱上了这种新的文化。

JG：你们在过渡到伊甸园模式和绿屋管理模式后，居民照护者的生活压力或抑郁程度降低了吗？

RP：是的。由于我们改用了伊甸园模式和小型家庭住宅的长期护理模式，因此在改善照护者倦怠和周转方面取得了令人瞩目的成果。

JG：您认为这种护理模式会吸引更多的医学生进入老年病学领域吗？

RP：我希望如此。老年病学是一种富有情感的实践领域，因为你经常在和患者说再见。之所以说这是一种情感实践，是因为你也有家庭的互动部分。经常住得很远的家庭成员会试图对父母的医疗保健服务进行微观管理。另外一个巨大的障碍是——养老院和老年医生每天都是我们法律体系的目标核心。侵权行为法需要加以限制，因为那些照顾老人的医务人员的风险很大。

我希望这个护理模式能与医生进行进一步的交流。我遇到过很多医生，他们现在或许还在上学，或者刚刚加入医生团体。他们明白我们的护理文化为居民创造了更好的生活体验。然而，实际情况是，他们最终在现有的医疗体系中工作，他们没有时间、资源、技术或组织支持来适应文化变革。圣约翰之家很特殊。老年科医生需要一个支持创新和增长的环境。希望我们能够分享我们的证据，证明这种模式能够改善业务、员工和居民的结果。我们所取得的令人鼓舞的结果、人口老龄化，以及不可持续的长期护理需求，都将推动系统的变革。

JG：请给我讲讲你们的布里克斯顿社区。

RP：布里克斯顿是围绕村庄广场概念而建立的独立生活社区。它是围绕着社区的重要性来构建的。我们承诺让居民参与社区，而不是孤立他们。因此，这里的居民始终融入社区。这个社区到处都是公共场所。村庄广场的概念将老年人和公共社区相衔接，比如在餐馆、精品店、商店和会议厅中。这是一种面向 55 岁以上人群的老年住宅模式。而我们的大多数居民都超过了 75 岁。布里克斯顿更像是一种高档的服务模式，迎合的是收入稍高的人群。我们按月收取租金，而租金仅略高于市场价。每月租金从一千美元到三千美元不等。居民不需要支付任何购买费用，也没有居住时间的限制。

我们也在布里克斯顿社区开展活动。我们为一位居民的孙女举行了婚礼。我们还有许多经常使用公共空间的社区团体。帕金森基金会每月的例会都在这里举行。我们与社区周围的团体有合作关系，所以允许他们在布里克斯顿社区内举行会议。

JG：这些会议欢迎居民加入吗？

RP：是的，我们欢迎居民的加入。居民通常会因为他们所属的群体而产生联系。于是我们建立了许多社区伙伴关系。

我们有由圣约翰和当地医疗保险公司共同赞助的瑜伽课程。我们引进了犹太社区中心开发的项目。今年 1 月，我们放映了电影《老年生活方式》，它起源于纽约市的一个博客。我们邀请了整个社区的居民前来观看，并邀请了一位时尚顾问出席。我们创建的公私合作项目使我们的社区充满活力和吸引力。

RP：我们不仅要努力确保老年人可以和其他老年人一起在社区中生活，还要确保布里克斯顿社区是一个吸引年轻人的地方。他们也想去祖母住的地方聚会。他们想去布里克斯顿社区，因为那里有很棒的设施、商店、餐厅、健身班、课程和精品店。我们邀请在当地进行有机种植的农民来举办一个博览会，并启动了一个由社区支持的农业项目，人们可以通过参加这个项目来获得当季的水果和蔬菜。我们主办了整体化护理展览会。有一些来自北极星医疗保健商业学院（Northstar Healthcare Business Academy）的领导者前来演讲。

JG：圣约翰街的布里克斯顿居民是否参与了该项目的运作？

RP：是的。从入住后独立生活的第一天开始，直至被转移到我们专业护理机构，他们都在全程参与。

JG：老年生活住宅副总裁保罗·巴特利特（Paul Bartlett）每周都会在布里克斯顿和梅多斯社区各主持一次咖啡休闲聊天活动。居民们会讨论很多事情，比如窗户是否洗过。这是一个开放式论坛，致力于让居民参与到社区中来。

JG:许多独立生活的居民最终会搬进你的长期护理机构吗?

RP:是的。许多居民从独立生活或康复社区转移到专业护理机构。居民们对体验延续性护理和融入文化很感兴趣。这里的一切都是熟悉的,所以能让他们安心。"一旦你成为圣约翰之家的一员,我们就会照顾你。"这就是我要传达的信息。

JG:你们的社区里有儿童和动物吗?

RP:是的。动物、植物和儿童是比尔·托马斯和裘德·托马斯的伊甸园护理模式的一部分。

2002年,我们在圣约翰之家建立了一个名为"世代"(Generations)的儿童日托中心。这是一项为促进代际关系的持续而做出的特殊努力。孩子们定期拜访居民。我们也有吸引孩子们参与的特别活动。其中一个活动是"植物伙伴",孩子们和老人一起种植和培育我们社区中的三一花园。

我们有一只叫莱西(Lexi)的狗,它住在彭菲尔德附近的一个绿屋中。我们大约在一年前收养了它。它是一只拉布拉多犬与马士提夫犬的混血犬种。她给居民们带来了很多欢乐。老年居民们认为它是他们家庭的一员。

JG:有其他国家的服务提供机构来这里向你们学习吗?

RP:是的。世界各地有许多好奇的创新者想向我们学习。上个月,我们接待了来自德国的学者,以及来自新西兰不同机构的两位学者。我们还接待了来自瑞士和新加坡的学者。

人们开始注意到我们了。我们有相当多的访客来自加拿大,他们希望在自己国家的医疗体系中增添一些创新元素。他们学习了彭菲尔德的绿屋模式,同时他们很想知道如何将现有住宅或遗留建筑改造成小型住宅模式。他们正在探索如何用相对较少的资源完成改造。我们希望有一天可以拥有更多的资源。目前,虽然我们并没有足够的资金,但我们还是能够实施伊甸园模式和绿屋模式。因此,资金不足并不是这种变革的障碍。

JG:你们的盈亏底线有没有受到改造和文化变革的影响?

RP:并没有,虽然这些变革发生了,但是我们的业务只有增长趋势。

JG:收益增长了吗?

RP:收益和质量同时提升了。它们是相辅相成的。我们在小型家庭住宅中看到的是更好的质量和更多的收益。

JG：收益的提高是因为保险公司和医疗保险与医疗补助服务中心看到了质量和成本的改善吗？

RP：也不是。我们也没有收取更多的费用。我们增加的收益是通过提高效率和减少开支而实现的。之所以人们愿意自己付钱，是因为我们以质量著称。

JG：你们的入住率是多少？

RP：我们有95％的入住率。

JG：你们的住户中有多少人是自己付费的？

RP：18％的居民是自费的。自费居民是我们护理模式的命脉。我们能够通过降低总体成本和留住员工，在照顾需要医疗补助的居民的同时保持可持续发展。如果你提供的是最好的生活质量，那么就很少有空房间。我们从一开始就拥有一个强大的品牌。实施伊甸园模式和绿屋模式只会强化我们的品牌。

JG：其他国家可以效仿这种模式吗？

RP：我认为伊甸园模式是很优秀的培训范例。工作人员将不得不参加文化培训，并在他们的组织中进行文化变革。这就是他们的出发点。然后他们将继续培训，并接受伊甸园模式教育者所提供的支持。

组织的领导者是成功的关键。如果没有领导者愿意相信并创造能满足每位老人需求的家园，这将是行不通的。传统的基于恐惧的领导方式无法促进伊甸园模式的文化。

JG：你们的组织显然有一位伟大的领导者，同时您自己也是一位伟大的领导者。董事会的支持对你们组织的文化变革有多重要？

RP：非常有用。我们的领导者也来自董事会。查理与董事会并肩合作，并获得了他们的支持。董事会现在是我们的头号支持者。他们都是这种新型护理模式和融入理念的文化领导者。

JG：谢谢您带来的如此有见地的精彩谈话内容。

RP：也谢谢你来到罗彻斯特。我们随时欢迎你的再次到来。

（访谈结束）

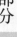

第三部分

生活环境

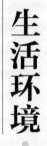

认知症并非普通疾病

——对艾伦·鲍尔(Allen Power)的访谈

1 关于艾伦·鲍尔

艾伦·鲍尔(医学博士)是一名内科医师和老年医学专家,是罗彻斯特大学的医学临床副教授,也是美国内科医师学会和美国内科医学学会的会员。鲍尔博士是伊甸园模式的认证教育家,伊甸园模式的董事会成员,同时,他也是一位国际教育家,主要研究老年人护理模式的转变,尤其是那些认知能力发生变化的老年人。

鲍尔博士的著作《超越药物的认知症:改变护理文化》(*Dementia Beyond Drugs:Changing the Culture of Care*)获得了《美国护理杂志》(*the American Journal of Nursing*)于 2010 年颁发的"年度图书奖"(book of the Year Award),"全国成熟媒体奖"(National Mature Media Awards)于 2011 年颁发的"优异奖"(Merit Award),并被列为 2013 年杜迪(Doody)核心书目的必备书目。他与理查德·泰勒(Richard Taylor)博士合作制作了精彩影像节目《与认知一起生活》和《20 个问题,100 个答案,6 个视角》。鲍尔博士接受了电影《活在内在》的采访,该片获得了 2014 年圣丹斯电影节最佳美国纪录片奖。他所负责的为期两天的伊甸园模式课程之"超越药物的认知症"已经在九个州和五个国家(及地区)授课。

2012 年,鲍尔博士被洛克菲勒基金会(Rockefeller Foundation)授予意大利的贝拉吉奥(Bellagio)住院医师资格。在那里,他与埃米·吉约塔(Emi Kiyota)博士合作制定了面向所有人群(无论年龄和能力)的可持续发展社区指南。他是吉约塔博士主办的非营利组织的顾问,同时也是认知症行动联盟领导委员会的成员,并以顾问的身份为音乐与记忆项目、澳大利亚认知症护理和南非护理论坛服务。

鲍尔博士为医疗保险和医疗补助服务中心新出台的教育计划"手拉手"(Hand in Hand)录制了介绍性材料,旨在帮助员工更好地照顾认知症患者。他曾以顾问的身份服务于医疗保险和医疗补助服务中心,并与国家认知症倡议组织合作,为美国参议院老龄问题特别委员会撰写了一份关于治疗认知症新方法的白皮书。

鲍尔博士是伊甸园创始人比尔·托马斯博士的博客的重要贡献者,网址为 www. changingaging. org。他曾接受英国广播公司、《纽约时报》、《华盛顿邮报》、《洛杉矶时报》、《华尔街日报》、《纽约客》、新加坡《海峡时报》、ABC 电台(澳大利亚)及许多其他出版商和广播节目的采访,还接受了贝丝·贝克(Beth Baker)关于著作《新时代的老年人:变革性养老院的承诺》的采访。

同时,鲍尔博士也是一位经过专业训练的音乐家和作曲家,录制了三张唱片,其中包括《生活值得活下去:为老人和他们的照顾者而作的祝歌》(*Life Worth Living: a Celebration of Elders and Those Who Care for Them*)。他的歌曲已被几位艺术家录制,并在三大洲演出。彼得、保罗和玛丽演唱了他的歌曲《如果你不介意》(*If You Don't Mind*),沃尔特·克朗凯特(Walter Cronkite)在 1995 年探索频道的美国家庭节目中演唱了他的歌曲《我将永远爱你》(*I'll Love You Forever*)。

② 访谈内容

吉恩·加利亚纳(JG)：请谈一谈您成为认知症相关作品的作者和主题演讲者的经历。

艾伦·鲍尔(AP)：我最初是一名私人诊所的老年内科医生。在当了七年的内科医生后,我有些倦怠了。我被长期护理服务所吸引,并在一家大型养老院工作。随着时间的流逝,主要由于伊甸园模式的兴起,我发现了逐渐开始成形的文化变革运动。我所在的养老院不想接受文化变革,所以我继而就职于罗彻斯特的圣约翰之家,我在那里工作了将近 14 年。我一直关注抗精神病药物和类似药物在认知症患者中的使用。我尽可能地不去使用它们。我不断地反对这些药物的使用,并向同事们发出挑战,要求他们找出其他的解决办法。

你可以想象到,我收到了很多反对意见。这是在人们谈论这些药物的高使用率之前。

这对我来说仍然是一个挑战,因为我对文化变革的看法比我当时表达的更深远。我自己也不完全明白。我常说,当你对一个问题的理解不像你想的那么透彻时,最好的办法就是写一本关于它的书。正是这种信念促使我写了第一本书——《超越药物的认知症》。我花了三年的时间写完了这本书。在这本书中,我试图解释当人们面对压力时,单纯使用药物的问题所在。我明白我们需要找到与认知症患者互动的新方式,然而这将挑战现有的认知症护理的观点。另外,我还深入研究了文化变革的一些变革性原则,从而更好地照顾那些生活在记忆障碍中的人们。这种以人为本的护理模式是以英国心理学家汤姆·基特伍德的工作为基础来展开的。大约 20 年前,他提出了以人为本的思想。我的这本书是由医生写的第一本以人为本的认知症护理指南。出版后,我获得了一些好评。直到几年后,医疗保险和医疗补助服务中心才开始专注于减少抗精神病药物的使用。越来越多的证据表明,老年认知症患者在长期生活中不宜过度用药。之后,我的书越来越受欢迎,我经常被邀请去演讲和咨询。我放弃了在医疗机构的工作,成为圣约翰之家的文化变革专家,四处奔波,参加各种演讲活动。三年前,我转而成为一名全职演说家和顾问。从我在私立机构工作到现在,我已走过漫漫长路。生活总是会给我们带来惊喜。

JG:请描述一下您的书——《超越药物的认知症》。

AP:《超越药物的认知症》在当时挑战了认知症的整个护理模式。它提出了概念化认知症患者的生活的不同理念,并提出了用于改变我们现有护理方法的更优选择。我的第二本书《超越疾病的认知症》是为了进一步阐述第一本书的思想,但我真的不知道该写些什么。那时我还没有进行实践,所以我没有更多的故事可以讲。我决定讲一些我在旅途中亲眼所见的最佳实践的故事。我还决定专注于一个由少数文化变革专家设计的健康状况模式。我想,如果能写一本书并通过伊甸园模式的七个不同健康状况领域来审视认知症,那就太好了。我原本打算把它作为我的第一本书的附录,但结果却多了 40 页。这就是第二本书的起源。这促使我为认知症患者创建一种基于优势的方法,在该方法中,我们不仅在设法缓解问题,而且还在积极地改善健康状况。基于优势的方法使照护者能够成功应对以前无法克服的某些挑战。它确实为新的思维方式打开了大门。

在《超越疾病的认知症》出版两年后，我的出版商找到我，并对我说："第一本书仍然卖得很好。我认为是时候推出第二版并进行更新了。"我不想把第二本书改写成第一本书。关于第一本书的修订，尽管我对认知症的看法有所改变，但我还是尝试保持相同的格式。我保留了格式并更新了一些故事。我改变的主要是语言。当我写第一本书的时候，我认为我的语言运用充满了智慧。六年后，当我重新审视时，觉得有些尴尬，所以我改变了很多措辞，并更新了一些术语。这本书的第二版于2016年10月出版。

之后，在意料之内，我的第二本书也同时开始重印。出版商告诉我，他们不会印刷第二版，但希望我通读一遍，找出我认为可以用更好的词语取代的词语，并做一些小改动。当我读到关于我的朋友们在澳大利亚实施的员工敬业行动的篇章时，我寻思自这本书出版以来，他们追踪了许多新的成果。我想加上一些引用。因为我的新书将以一个新的版本进行发行，并有着新的版权日期，所以我们决定发布第二本书作为第一本书的修订版，这在本质上是同一本书。

JG：请讨论下您前面提到的变革性原则。

AP：伊甸园模式在我的工作中起了很大作用，同时我也参与了绿屋项目和先锋网络的工作。我有很多同事都参与了文化变革。就认知症而言，我将从三个方面进行变革。自我变革包括自我认知，它改变了我们看待认知症的方式，改变了我们看待认知症患者的方式，并理解他们的需求；人际关系方面，它正在改变我们与认知症患者沟通的方式。这是变革的一个方面。第二个方面是物质生活环境。我们的环境是否支持认知症患者？我们研究哪些政策和实践有助于或阻碍认知症患者的健康，包括医学、身体约束和使用的报警装置。另外，我们还需检查环境是否像家一样舒适和温暖。

第三个方面是制度变革，我认为这是关键。正如我在书中所说的，如果你不改变每天的制度流程，那么无论是整体护理的思维还是漂亮的建筑都没有意义。这里所讲的变革包括如何进行决策以及员工如何与居民互动。在社区生活中，它包括家庭成员如何适应居民的生活节奏和需求。日落现象就是强迫居民遵循我们的生活节奏的后果。这就是为什么它会在家中或长期护理机构内发生的原因。居家护理具有挑战性，因为一个人很难满足另一个人在一天24小时里的全部需求。照护者也需要睡觉和到处走动，因此很难依据被照顾者的生活节奏进行个性化护理。长期护理机构的居民往往把以人为导向的文化作为目标,但他们对机构中包括吃饭、睡觉、上厕所和洗澡在内的个人生活节奏并不适应。组织建造了漂亮的建筑,却没有通过必要的文化变革来促进其居民的以人为导向的生活方式。

JG: 您提到了日落现象和忽视个人生活节奏的相关性。您有没有发现光线的调整也会使日落现象的发生率降低?

AP: 毫无疑问,我们都需要线索。如果你像我这样在一个每年有六个月几乎没有阳光的地方生活,就会看到很多人患有季节性抑郁症。阳光对人们很重要,这一点毋庸置疑。我认为照明是有帮助的,但是要影响昼夜节律,光线必须很强。我不确定室内白炽灯变暗或变亮是否有用。患有季节性情绪失调症的人,每天早上起床后的第一件事,就是在距离脸部 12 到 18 英寸的地方开一盏强光灯,持续照射半小时到一小时。而我的答案则是建议人们到户外去。即使在阴天,户外仍然比室内要明亮得多。为什么不让人们去户外闲坐或堆雪人,就像他们在罗彻斯特的圣约翰绿屋里做的那样?

JG: 在圣约翰之家的居民还堆雪人吗?

AP: 是的。仅需要十五分钟的充足阳光就能产生很大的变化。你也可以做一些其他的事情,比如设计天窗和大窗户,把自然光引入屋内。组织通过实践来调整居民不断变化的生活节奏,从而最有效地减少或消除日落现象。因此,最佳选择是对居民不断变化的生活节奏作出支持,并创造一个足够灵活的环境来尽可能适应这些节奏。河谷镇(Riverdale)的希伯来之家(Hebrew Home)就是一个很好的例子,在那里可以很好地创造机会来适应居民的生活节奏。比如熬夜的居民可以去夜总会。他们提供了其他生活选择,而不是要求居民在规定的时间上床睡觉。正常的衰老会导致我们的睡眠结构和睡眠时间发生变化,这是安眠药难以修复的。这些药物往往弊大于利。以人为本的生活的目标是围绕着居民的生活节奏做出努力,而不是试图把我们的节奏强加给他们。

JG: 为了适应居民个性化的生活节奏,你们需要增加人力资源吗?

AP: 这就是为什么我要着重强调第三部分——制度变革。虽然以人为导向的文化看起来可能需要更多的员工,但与建立在分层护理模式上的传统文化相比,它需要的员工更少。当您取消分层结构并使用专门的人员配置来创建灵活性时,需要的人员就更少了。敬业的工作人员对每位居民都非常了解,所以护理也更轻松,联系也更顺畅。员工轮换分配的做法意味着排班会发生变化,你做事的顺序会发生变化,应对的居民个性会发生变化,与同事的互动方式也会发生变化,因为你一直要和不一样的人进行互动。员工轮换分配导致各个方面的低效性。虽然听起来很方便,但实际上并非如此。制度模式的效率并不高。我对于曾经作为一名传播"制度之所以成功,是因为它们看重的是效率而不是人"这一错误观念的人而表示惭愧。事实上,制度并没有任何效率可言。

JG: 请您给出一个在实现专有员工分配方面的最佳实践案例。

AP: 澳大利亚 Arcare 集团的丹妮拉·格林伍德(Daniella Greenwood)带领她的团队完成了专有员工分配的任务。他们之所以做出这样的转变,是因为参与调查的居民和他们的家人要求改善互动和延续性的关系。如果你相信以消费者为导向的护理,那么你就需要给这些消费者他们想要的。她的团队并不知道这一选择将产生何种深远的健康结果。那些都将是锦上添花。任何优秀的组织都会根据消费者的需求而进行调整。

JG: Arcare 集团从员工轮换到实现专有员工分配花费了很长时间吗?

AP: 他们首先在第一个试点社区花了六个星期来证明员工可以花更多的时间来陪伴老人,也能够顺利完成他们的工作任务。后来在三年内依次在他们的 27 个社区中完成了整个转变过程。

JG: 实现专有员工分配的转变在 Arcare 集团中产生了什么结果?

AP: 来自一个早期实现转变的社区的结果显示,在 38 位居民中,胸部感染减少了 69%,压力性损伤减少了 90%,家庭满意度增加了 5%。对于居民、家属和团队成员而言,这一转变还有许多其他令人印象深刻的结果,比如增加满意度以及减少人员流动。

JG: 这个观念似乎很简单。

AP: 是的,但是实际改变很难。为了改变组织文化,你必须让所有人都参与进来。大多数制度强化了旧的工业化思维和行为方式。我在新版《超越疾病的认知症》中加入的一个例子是,根据纽约州规定,保险公司需要向拥有 300 张以上床位的养老院按床位支付保费。他们通过建造这些巨大的机构建筑来激励老年人的集体入住。为了营造一种以人为导向的文化,组织不得不适应一个糟糕的建筑环境。这些大建筑物提供很少的户外通道,并拥有狭长的走廊,使得居民们无法方便地进入建筑的公共区域。对于员工来说,从一位居民的房间到另一位居民的房间的效率是低下的。

JG：那项政策是在什么时候颁布的？

AP：在 20 世纪六七十年代。这项政策给了我一个极好的学习机会。大多数小型家庭住宅都会有一位医生在每个月来一到两次。圣约翰之家的社区太大了，这让我有能力在他们的养老院社区成为一名全职医生。我每天都在那里了解员工和居民，并致力于文化变革。作为一名医生，我能够深刻理解文化的转变。然而，老年人的集体居住并不是照顾他们的最佳方式。

JG：您对员工是否应该穿制服有什么看法？

AP：制服强化了医疗模式。我们试图创造一个家，特别是为那些可能对家的含义有所困惑的居民。他们需要我们能提供出的全部线索。普通的衣服和漂亮的客厅一样，都是一种物理暗示。制服传递着两个信息——其一是权力和控制的信息。制服代表权力，无论是警官、军人、护士还是医生的制服；制服在长期护理机构中传递的另一个信息是，你在这里是因为你生病了。这往往会导致居民的依赖性。当你看到每个人都穿着制服走来走去时，你会退后并成为一位患者。我们目睹了人们对制服的反应。我听说过一些社区的故事，当完成从穿制服向穿休闲服的转变时，居民变得更加独立，为自己做更多的事情。规定不穿制服的组织会给员工提供服装补贴。有些人也会担心（如果不穿制服）居民是否会认不出自己的照护者是谁。在以人为导向的护理模式方面，圣约翰之家就是一个不穿制服的典型例子。

JG：我当时在那里，一开始我也分不清他们是员工还是居民的家人。

AP：有趣的是，居民通常知道谁是照护者，因为员工不会轮换。他们每天都在那里。照护者与居民之间的关系是亲密的、充满爱心的。你不会看到有人试图从前门出去，也不会看到他们走进彼此的房间。许多认知症相关的行为是由环境引发的。当我们产生困惑，或是想要找到照护者没有提供给我们的东西时，那些相关行为就会被触发。通过促进照护者与居民合作关系的文化来治愈这些疾病是可行的。

JG：请和我讲讲您的巡回演讲。

AP：我在全世界各地发表了关于认知症的演讲。虽然几年前我又一次参加了老年医学认证考试并更新了认证，但我的演讲大多是非医学主题的。我的演讲和书籍大多是非科学性质的。我是出于几个原因有意做出这个选择的。医生通常使用很多专业术语，但对我而言，这更像是另一种权力陷阱。如果你能用技术上的谈话来迷惑别人，他们就得听你的话。另外，我也决心传达一种容易理解和有意义的护理模式。我们需要一个适用于所有居民的护理模式,无论他们面临何种形式的认知症或其他疾病。如果有人正在指导一种治疗认知症的方法,需要一名认证的护理助理在能够做出反应之前,就必须知道那位居民患有某种特定类型和阶段的认知症,那么这种护理模式是毫无价值的。这就是我真正喜欢以人为导向的护理模式的原因。因为该模式是通用的,是跨文化、种族、能力的一种通用护理模式。

我也曾为其他组织提供咨询服务,帮助他们理解如何全面实施以人为导向的长期生活方式。我经常为加拿大的施莱格尔村庄提供咨询。国家老龄化研究所与施莱格尔村庄建立合作,致力于研究和衡量居民生活模式的相关结果。

JG:在您的一次演讲中提到了认知症存在感以及精神体验。请您对此解释一下。

AP:克里斯汀·布莱登(Christine Bryden)的第一本书《我死后会成为谁》中写道,当人们患上一种新疾病时,他们会经历存在主义问题。诊断让他们思考自己的死亡可能和拥有的能力。在《超越疾病的认知症》一书中,我写道,那些容易丧失记忆或语言能力的人,有时会对其他感官(如非语言交流)变得过于敏感。患有认知症的人可以用象征或隐喻的方式来看待事物,而不是从字面上理解。我们需要理解这一点,以便磨炼自身的沟通技巧。我们正在使用整个身体和语气与其他人进行沟通与交流。

JG:您对老年认知症患者的触摸有什么看法?

AP:当你不能通过语言或回忆产生互动时,触摸是一种强大的联系方式。从婴儿阶段开始,触摸就很强大。目前有许多关于儿童正常发育需要触摸的研究。我们知道触摸在生活中有多重要。它会刺激大脑中的其他通路,这些通路继而发挥各自作用。有一位在圣约翰之家工作的按摩师,见证了居民在完成按摩疗程后开始自如说话并产生记忆的能力。有很多方法可以刺激大脑中那些仍然可以产生连接的区域。学习哪种方法对某位居民有效,并加以应用,就是一个关于以人为导向的护理模式的完美典范。另外,音乐也可以进入认知症居民的大脑并找到连接的方式。

JG:请您谈论一下您的博客系列作品"隐藏的约束"吧。

AP:我们倾向于从狭义的角度来看待安全与保障。这是一种人身安全的角度,是防止最坏情况发生的诉讼角度。我不想低估任何人受到的伤害,但是我们看到的只是安全问题的一面。我把"安全"一词定义为同时支持情感和心理安全。许多的限制措施,包括锁上的门,却有相反的效果。这些措施实际上使人们觉得更不安全,因为他们不能出去,不能自由行动。他们感觉被困住了,而且经常觉得自己需要逃离那里存在的某些东西。结果,我们用一种自认为"安全"的方式换取了另一种"安全",而且在很多情况下,却让人们感觉更糟。这扇上锁的门真的对居民或医疗机构有所帮助吗?

比尔·托马斯谈到了过度安全的风险。风险并无好坏之分。风险只是事情会有不同结果的可能性,其实结果也可能会更好。如果你走出去,你可能会跌倒……又或者你可能晚上睡得更好,也许不会产生日落现象,甚至可能会获得更好的力量和平衡。当别人进入你的私人空间时,你也许不太可能去攻击他们。我们没有办法保证居民的生活质量并消除所有风险,而是必须不断地去应对风险。这就是我在"隐藏的约束"博客中所写的内容。如果一直有人想要逃离,在你开门之前,你首先必须消除所有让他们想要逃离的压力源。这是一个首要的重点。在书中,我讲述了一些关于成功解除门禁的护理机构的故事。我听希瑟·路斯(Heather Luth)讲了一个关于安大略省施莱格尔(Schlegel)村庄的精彩故事。那里有一位男性居民经常站在门口。这是一个完美的例子,因为他每天都在面对着想出去的压力。正是因为他经常在门口试图逃离,所以他经常吃药或即将开始吃药。他说:"我只想坐在外面。我想呼吸点新鲜空气,见见人。"他们与工作人员进行协商,并决定给这位居民门禁的密码。几个月前,当我去村庄拜访时,那位居民在门口迎接来访者,并输入密码让他们进来。我离开时,他坐在外面的长凳上,看着人们来来往往。希瑟说,自从他们这么做以来的四年里,这位居民实际上已经坐了三次公交车。工作人员不得不把他带回来。幸运的是,他没有受伤,但是三天的逃离与四年内每天敲门和服用危险药物相比,无疑是一个在风险与生活质量之间做出抉择的完美例子。

这些都是服务提供者必须权衡的理念。哪个更好,哪个更糟糕呢?世界上没有零风险。比尔·托马斯说,人类环境中唯一的风险就是棺材。我们必须明白,每有一个人离开这个家,就有数百人在服用抗精神病药物,他们每天都在紧锁的门后遭受痛苦和精神创伤。他们正在退缩,放弃生活。这永远不会成为新闻。我们必须权衡这两者。你不能为了帮助一个人而去伤害另一个人。

JG:在平衡风险和生活质量方面,服务提供者是否应顾及家属和居民的意愿?

AP:提供者必须使护理圈中的每个人都参与进来,包括与居民及其家人接触的每个人。我们都必须探索居民的价值观,了解他们对风险的承受能力,因为每个人都有不同的风险承受能力。一些居民会说:"我不希望有什么不好的事情发生在我身上,我只是想时不时地呼吸一些新鲜空气。"其他居民也可能会说:"我不在乎我明天会不会被卡车碾过。我必须出去。"

每个人都需要参与决策,包括管理层、员工、家属和居民。无论患者的认知能力如何,他们都必须参与护理。任何居民都有权利被告知其护理计划,这是容易出现法律问题的环节。作为一名执业医生,我参加了多年的医疗事故研讨会。大多数诉讼都是由于沟通不畅导致的,而不是真正的失职。如果提供者不进行有效沟通,他们就会给自己增添麻烦,因为人们需要了解提供者为什么要做出这样的选择。从表面上看,这可能不符合情理。另外,向监管机构提供所有对话的书面记录也很重要。从法律上讲,如果没有记录在文档中,那么就等同于没有发生过。我问过许多监管机构,他们告诉我,他们也不希望养老院有什么不好的事情发生。他们只需要知道在护理计划和实践操作中可以体现一个有根据的思维过程。

JG:在降低风险和促进健康之间是否存在微妙的平衡?

AP:我们在尝试着阻止一件可怕的事情发生的同时,也造成了居民每天的痛苦,导致过度用药。在这种情况下,居民幸福感的需求完全被忽视了,更别提过有意义的生活了。这并不是因为服务提供者是恶人。他们的制度过分专注于工作任务和过度安全保护,而忽视了居民的幸福感和生活质量。

JG:约束措施真的能让居民更安全吗?

AP:这是个好问题。我曾经说过,约束是如何以牺牲幸福感为代价来创造安全的。研究表明,他们甚至没有创造安全环境。使用约束措施后,当居民被允许站立时,他们比不被约束的居民更容易受伤,更容易造成严重跌倒。约束使他们在情感上感到不安,也并不安全。我想再次提问,你可以为上锁的门提出这样的论点吗?我不知道你是否能想到那里,但如果居民为了一直站在门口不能出去而变得沮丧乃至跌倒,你可以提出这样的论点,即锁门也会减少身体安全性,同时增加情绪上的不安全感。

JG:您目前有看到解锁门禁的趋势吗?

AP：还没有。这就是为什么我还在奔赴各地坚持做一个如此活跃的演讲者。有些组织，如圣约翰绿屋之家，并不锁门。他们处于边缘地带。不幸的是，一些最聪明的领导人正在等待一项研究来证明打开大门从道德上讲是正确的事情。其他服务提供者只是打开了大门，因为他们知道这是正确的事情。他们正在使用自己的道德指南来指导自己的思想。这对我来说是个人的挑战，因为我天生就不是具有对抗性的人。如果有什么事情发生的话，我恰好是与之相反的。当我试图围绕认知症建立起一种行之有效的风气时，我开始注意到一些与理论相悖的实践做法。我有两种选择——要么做伪君子，要么大声说出来。把居民锁在里面的做法就是其中之一。如果你真的关心他们的幸福感、自主权和安全性，你必须明白给门上锁是没有帮助的。这只会让情况变得更糟。

JG：目前有关于化学和物理约束措施与安全的研究吗？

AP：有的。这些研究证明，约束增加了严重伤害的风险，增加了情感痛苦，并增加了许多其他疾病的发病率，如压力性损伤、大小便失禁和肌肉萎缩。这些研究大力推动了政府和大多数服务机构来停止使用约束措施。令人惊讶的是，仍然有一些组织没有做出改变。

JG：这同样适用于化学约束措施，如抗精神病药物的使用吗？

AP：是的。有些人会问我："那些被诊断为认知症和永久性精神分裂症的人怎么办？我们不认为可以停止给他们使用抗精神病药。"这是可以接受的，因为这个人还有另一种疾病情况。虽然他们可能无法停止使用抗精神病药物，但有双重诊断的患者仍然需要健康。如果你给他们洗澡，他们打你，可能不是因为他们患有精神分裂，而是你给他们洗澡的地点、方式或时间。洗澡的方法或时间可能会威胁到他们的自主性或安全性。也许是工作人员的轮换，帮助洗澡的照护者对他们来说是个陌生人。仅仅因为一个人有另一种诊断，并不意味着服务提供者对以人为导向的护理模式的承诺不重要。除此之外我还想强调，对员工和家庭成员来说，自主权也很重要。如果你在工作中缺乏自主权或者意义的话，怎么把它带给别人呢？

JG：您是指员工的幸福感吗？

AP：正是。我认为缺乏幸福感正是导致工作倦怠和照护者流动的关键因素。雇佣新员工意味着居民周围出现了新的面孔，同时也增加了组织的培训成本。

JG：对于一位正在犹豫是否要将认知症患者与社区其他居民相隔离的养老院管理人员来说，您会对他（或她）说些什么呢？

AP：对于一个可以成功消除隔离的社区来说，最重要的因素是教育，是教育，还是教育！教育是应对任何形式的恐惧、担忧或互动失败的解药。人们对认知症有太多的耻辱感。太多的恐惧导致他们不知道如何应对那些有思维障碍的患者。因此，服务提供者需要学习许多基于循证的良好沟通技巧。我们提供给员工的所有指导也应该同时提供给所有居民及其家属。

为什么当一个人存在记忆障碍时，他们会被区别对待？当我在圣约翰之家的时候，我们让没有认知症的普通居民为认知症患者提供陪伴。这给了那些提供帮助的居民一个目标，同时还为认知症患者建立了一种社区联系，而不是因为他们的特殊性而排斥他们。这对整个社区都有极大的好处。

这归结为对教育和建立模式的需要，是建立关系和联系的一个关键方面。当一个人长期住在社区、养老院或辅助生活机构时，认识的邻居几乎都愿意接受他们。当一个患有认知症的人新搬入一个社区时，周围就会有恐惧和抗拒的出现。我一次又一次地看到这些情况的发生。对此，人际关系是关键。这就是实际情况中建模的重要性。服务提供者需要对员工和社区进行关于新居民的教育。虽然居民无法讲述自己的故事，但他们的家人可以提供关于新居民的见解和经历。其他居民和员工可以与其家人见面，了解新居民的生活、爱好和独特的特点。他是一位医生吗？如果是这样，他可能应该被称为医生。她是一名教授吗？也许我们应该在她的名字后面加上"教授"的称呼。这让居民勇于面对挑战。如果你愿意和他们的邻居分享新居民作为整体的人的各个方面，那么也有助于减少居民对陌生感的恐惧。

JG：把那些患有认知症的人隔离开来是否会增加人们对他们的耻辱感？

AP：认知症患者应该得到应有的尊重和重视。在许多方面，我们通过锁住那些大脑发生变化的患者来强化那些耻辱感和恐惧感。这向其他居民发出了这样的信息——他们是对的，患有认知症的人是危险的或古怪的，不属于他们周围的环境。认知症患者应该让我们看到他们超越自身局限的一面。如果你开始出现记忆问题，你会希望我们把你从朋友身边带走吗？你会有什么感觉？对于照顾认知症患者的最佳实践机构来说，他们知道这是在尽可能地保护居民的人文意识。如果你是一名管理人员，当愤怒的居民和家属告诉你，他们不希望任何非裔美国人或犹太人进入这个护理单元时，你会怎么说？你会告诉他们,这些不是你们的信念,这种思维模式与你们的组织的使命不一致。如果你真正支持构建一个包容性社区,那么对于认知症患者也一样。具有讽刺意味的是,人人都在谈论建立对认知症友好的社区,这是一个包容性社区,但目前唯一对认知症不友好的却是长期护理机构。我不明白为什么长期护理服务提供者似乎要放弃。他们继续把认知症居民关在里面。对这种做法的挑战将成为世界各地生活计划社区的一项重大举措。

　　JG:当你倡导废除这种隔离的生活方式时,你遇到过阻碍吗?

　　AP:有时会。这是一个新理念,所以在一定程度上不被接受是可以理解的。它主要是为了唤起我们的人文意识。我记得第一次建造我们的绿屋的时候,我们打算把这些绿屋搬到建筑外的一个社区去。我们的首席执行官查理·鲁尼恩(Charlie Runyon)接受了小镇主管的建议,虽然他很喜欢这个提议,但他担心社区委员会不会接受。我们面对的是很多人都有的关于团体之家的想法——"不要住在我的后院"。作为回应,查理把令人印象深刻的绿屋宣传视频、一壶咖啡和一篮子自制饼干拿给社区协会。那天之后,附近的居民都很热情,甚至主动提出去拜访认知症居民,还会带着他们的宠物狗前来。其中一位居民还主动提出做感恩节晚餐。有时我们会低估别人的接受能力。其实大家都想成为好人,都是乐于助人的。当我们强调了我们都想被接受时,不管我们发生什么事,人们都能理解。如果你中风了,吃饭的时候开始掉落一些食物,你是想让我们把你关起来,还是会觉得这不公平? 这就是人类的基本价值观。

　　JG:绿屋建设是如何支持伊甸园模式的护理文化的?

　　AP:在文化变革中,我们往往不重视建筑的物理结构,因为太多的组织在建造漂亮的建筑,并认为他们已经成功地改变了文化,而实际上他们并没有。建造绿屋的组织来自文化变革意识的各个阶段。在圣约翰之家建造绿屋之前的十年里,它已然是世界上规模最大的伊甸园模式养老院。他们甚至在现有的老式的、像医院一样的建筑里也有这种文化。绿屋的建筑环境有助于支持这种文化。另一些组织对绿屋产生兴趣,也开始着手建造,但他们不理解这个结构所支持的文化。

　　用我在英国的朋友的话来说,推土机不是改变文化的工具。话虽如此,物理环境确实也很重要,它的确会产生一定的影响,会以好的或坏的方式暗示人们。当你走进一所绿屋别墅时,你就可以放松下来。你不觉得自己需要去医院。即使作为一名临床医生，你也不会觉得自己是去从事传统医生的临床工作。你只是觉得你在家访出诊。它给你一种完全不同的感觉，对生活在那里的人来说，这是一种非常强大的、不同的感觉。居民们并不觉得自己是在医院病房里。他们觉得自己住在家里，而不是长期护理机构。

JG：您对潜在赡养率有什么看法？

AP：我在研究全球老龄化的人口数据时，潜在赡养率改变了我的整个管理范式。就我的目标而言，潜在赡养率大约是在职成年人的数量与退休成年人的数量之比。谁有收入？谁没有收入？谁靠养老金生活？这个比例是惊人的——从1950年的12∶1下降到2000年的9∶1；预计到2050年，随着婴儿潮一代的老龄化，这一比例预计将达到4∶1。我清楚地认识到，我们不能继续把老年人转移到诸如辅助生活、疗养院或认知症村庄等任何类型的隔离社区中去了。从数学的角度来讲，这是不可能的，因为未来将没有足够的人来建造、管理和维护所有的社区。更不用说我们还需要警察、消防员、医生、教师和其他所有职业。全球老龄化的唯一解决办法是通过创建包容性社区，让认知症患者继续生活在社区中。解决专业护理问题的唯一办法是将专业护理与生活辅助结合起来，并聚集到更大的社区，这样我们就可以利用社会资本，因为我们未来将没有足够的金融资本。圣约翰之家现在正朝那个方向发展。我们需要社会资本。我们需要保持社区的融入性。我们需要让人们参与进来，这样他们中的大多数人都能做出贡献。做出贡献的方式并不仅限于直接的捐款。人们可以成为志愿者、指导员、保姆等。除此之外还有许多解决方案，如时间银行（time banking）等。我们需要着重建设这些类型的社区，而不是建造更多的辅助生活机构和养老院。

JG：退休社区似乎正在迅速扩大。

AP：那是一条死胡同，现在的问题是，如果我们不着手构建其他服务体系，老龄化社区将把我们压垮。没有人在解决这个问题。这就是为什么我一直在书中和演讲中谈论它的理由。赡养比例问题的另一个方面是如何获取某种在社区中提供的护理服务的相关知识、智慧和能力。否则，我们将不得不使老年人边缘化，加深他们的残疾程度。因此，对老年人的支持必须超越家庭关系，只有这样才能使体制改革具有可持续性。我们目前更多的是流动人口，家人往往住得很远。一个包容性体系必须实现邻里之间的相互照顾。我母亲快九十岁了，她住在我长大的那所房子里，离我现在住的地方大约有十英里远。

我一有机会就去看她。我女儿经常在家里,并提供一些日常生活上的帮助。如果她需要什么东西,她的一个邻居会帮她到商店去买,这太好了。邻居们有她家里的钥匙,可以随时照看她。当我不在的时候,另一个邻居会过来帮助她做些园艺或简单的修理。对我来说,这是一个健康的体系。我们需要开始以这种方式互相帮助。

JG:您认为建立代际关系重要吗?

AP:是的。圣约翰草地是独立生活社区,距离养老院大约一英里。几年前,纳萨勒斯大学(Nazareth College)开始在退休社区的一个公共休息室里教授一门社会学课程,名为"社会老龄化"(Aging in Society)。有兴趣的居民可以参加课程。当学生和教授们在谈论衰老的时候,他们的房间里有真正的"衰老专家"。纳萨勒斯大学因为这个协作项目获得了国家教育奖。我们越来越多地听到有关把老年人送到大学校园,把学生送到老年人居住社区,并设法把这些机会结合起来的成功典范。这些都是很棒的主意。

JG:您曾经在什么地方演讲过?

AP:我在世界各地出席会议和研讨会。我还根据写书的内容教授为期两天的课程,这是我自己开发的,通常是为伊甸园模式的护理机构提供培训。我在七个国家教过这项课程。我还在肯塔基州、田纳西州、密西西比州、南卡罗来纳州、佐治亚州、得克萨斯州、伊利诺伊州和俄克拉荷马州教过该课程。我已经获得了几个医疗保险与医疗补助服务中心的项目资助,用于在美国教授这些课程。目前,我正在与加拿大的施莱格尔村庄进行合作,他们致力于提供以人为导向的生活。他们在安大略省的多伦多市和温莎市等地都有护理机构。我为认知症教育和文化变革提供持续性的咨询帮助与支持。

JG:施莱格尔村的社区设计得像村庄吗?

AP:是的,他们有村庄的内部街道,许多类型的聚会场所和社区结构。他们致力于为员工和居民实现文化变革。他们是一家以营利为目的的组织,而且明确以使命为导向。我参加了他们在春天举办的一个营销庆祝晚宴,晚宴主要是为入住率颁奖。该组织的一家村庄荣获 2015 年最高入住率奖,他们的平均年入住率保持在 99% 以上。还有几个其他村庄的入住率在 98%～99%之间。因此,他们备受尊崇。

JG:请谈论一下您所提供的为期两天的认知症培训课程。

AP:我在五年前编写了原始课程,最近在索尼娅·巴尔内斯(Sonya

Barsness)、凯伦·斯托布(Karen Stobbe)、丹尼斯·海德(Denise Hyde)和劳拉·贝克(Laura Beck)的帮助下，又对课程进行了修改。它是根据我的第一本书改编的。我把第二本书中的很多概念也扩展了一下。课程一共两天，一共是 14 个半小时的直接教学指导。这是一门非常丰富的课程。理想情况下，它适合 25~40 位学员进行学习，但在国家资助下，我们一个班级有 200 名学员。伊甸园教育者在教室里扮演着共同合作的协助角色，我们把桌子分成不同的小组，这样我们就可以在规模适中的小组中共同学习。在为期两天的课程中，共有十个学习模块，从人际关系和团队建设开始。我们从居民的角度探讨了不同观点的幸福感。我们谈论了很多关于认知症的话题，并对照顾认知症患者的标准方式提出了质疑。我分享了一些基本的医学知识，但很少，因为这些知识在其他地方很容易学习到。我质疑了狭隘的生物医学观，并介绍了我的经验和价值观。我们开始讨论范式转变和基本的文化变革。

接下来的第二天，我们会带着关于面对面沟通技巧的详细信息，包括与人沟通和如何促进居民完成任务。然后我们探讨理解痛苦的其他方式。当居民提出他们想回家时，这到底意味着什么？他们脱衣服是什么意思？当他们出现幻觉或错觉是什么意思？这些行为都是交流或表达的一种形式。然后我们有一个关于幸福感的实践活动，参与者将谈论他们在工作中经历过的一个现实问题。我把这门课程分成伊甸园模式关于幸福感的七个方面，我们讨论哪些方面的幸福感没有得到满足。然后，参与者积极主动地制定一个计划，该计划仅限于这些幸福的领域中的每个方面，而不是试图解决所有方面的痛苦。这使服务提供者能够绕过盲点，盲点是当他们关注居民行为而不是行为背后的原因时存在的。当行为被视为交流的方式时，我们会以不同的方式看待它，我们的反应也会不同。

JG：感谢您参与这场有趣的讨论。

AP：谢谢。

（访谈结束）

认知症村庄

——对埃洛伊·范·哈尔(Eloy van Hal)的访谈

1 背景

作为老年人护理最佳实践的系列案例研究的一部分,瑞典 ACCESS 医疗集团的项目经理索菲亚·威登参观了荷兰韦斯普(Weesp)市的德霍格威克认知症村庄。德霍格威克村庄成立于 2008 年(第一期)和 2009 年(第二期)。该村庄致力于为被诊断为晚期或重度认知症的患者提供高质量的老年护理服务。德霍格威克是荷兰唯一的认知症村庄。这个村庄有 23 所小屋,共住着 152 位居民。

在德霍格威克村庄,护理理念是通过小规模团体的照护开始形成的。每所房子住着六位居民。小规模团体生活可提高认知症患者的生活质量。居民选择他们喜欢的生活方式,可以是城市生活方式,也可以是传统的生活方式。每所房子中住着的那些居民都有着相似的生活方式。共同的生活方式通过一种熟悉、和谐感建立起一种社会联系。每所房子都配有厨房、客厅、走廊、浴室和独立卧室。居民共用客厅、厨房和浴室。每所房子都有一个共享的户外区域。居民可以在他们的房子内外自行出入。居民也可以在村庄里自由走动。除了各种户外街道、公园和广场,这个村庄还包括一家理发店、一家超市、一家咖啡馆、一家餐馆、一家酒吧和一家剧院。德霍格威克村庄努力创造一种典型的社区氛围。一名警卫会阻止居民离开村庄。

德霍格威克村庄的护理理念关注正常化和自主性。照护者主要是帮助患者确定自己的生活节奏。有些人喜欢早起。另一些人喜欢晚起。居民在不同的时间吃早餐,而午餐和晚餐是根据一天的生活节奏、居民群体的偏好和生活方式提供的。照护者在每所房子里做饭并适应居民的生活方式。每位照护者往往只在一所房子里工作。这种结构有助于照护者与居民之间建立稳健的关系。

德霍格威克村庄并不太注重认知症及其症状的治疗。相反,它的护理理念更多的是关注居民的健康和生活方式。居民可以参加各种活动,如绘画或欣赏音乐。大多数居民至少参加一个活动。他们需要支付额外的费用来参加额外的活动。这里是幸福生活与护理的结合。村庄里有专业的照护者和医生来帮助每所房子中的工作团队和居民,同时他们也鼓励并邀请居民尽可能多地参与社交活动和一般的家庭活动。

认知症村庄从荷兰保险公司获得报销补贴。德霍格威克村庄的生活费用与其他老年认知症患者疗养院的费用相当。这个村子里每位居民每月的平均花费是六千欧元。私人捐款和赞助资金帮助一同建立了这个认知症村庄。

德霍格威克村庄的创始人将一个传统的养老院改造成了一个注重生活质量而非医疗服务的村庄。创始人意识到认知症是一种慢性疾病,这意味着健康和生活方式与医疗服务一样重要。所有的员工都穿着普通的衣服,而不是统一的制服,从而增强村庄的正常感。员工对居民提供支持与帮助,但不对他们施加权力。

最早以前,德霍格威克村庄是一家遵循荷兰政府制定的所有护理标准的养老院。现在,认知症村的运作依旧遵守所有护理和康复标准,以及护理条例内的其他规范内容。例如,该村庄聘用了一名专门从事老年医学的全科医生;一名理疗师帮助大家进行身体活动;一名心理学家和社会行为专家进行紧密合作,就居民的生活方式问题和认知症相关行为提供建议。

德霍格威克村庄并不同于传统的养老院,因为它通过村庄的设计、小规模的房屋户型和它的护理理念,给居民一种正常化的感觉。因此,这不是一个养老院的外观,而是一个普通的村庄。在德霍格威克村庄,居民的平均入住时间约为三年。每年有38到40位新居民来到德霍格威克村庄。许多志愿者来自韦斯普市以外的地区,他们加入了村庄的生活,并与居民共度时光。

德霍格威克村庄有几处娱乐场所,比如剧院,外部公司可以租借该剧院来举办各种活动,与韦斯普周围城镇互动,为居民的日常生活营造了良好的氛围。有时,村子里会出现很多人。有时,村庄会很宁静。村庄内的餐馆对公众开放,供应午餐和晚餐。

以下是对德霍格威克村庄的前任后勤经理、高级管理顾问、德霍格威克村庄创始人埃洛伊·范·哈尔的采访,他描述了认知症村庄的生活及其护理理念。

② 关于埃洛伊·范·哈尔

埃洛伊·范·哈尔在认知症村庄已工作 13 余年。范·哈尔先生于 2002 年开始在德霍格威克担任后勤经理。当时,德霍格威克是一家普通的疗养院。范·哈尔先生与其他创始人一起制定了最初的概念和村庄的布局。作为养老院的后勤经理,他负责养老院居民的生活和福利。他和一位护理经理一起负责德霍格威克村庄的日常运作。自 2015 年 7 月 1 日起,他开始担任 Vivium 护理集团的顾问。认知症村庄现在已是 Vivium 护理集团的一部分。由于世界各地对该村庄的护理理念的兴趣日益浓厚,范·哈尔先生带领许多人参观该村庄,在各种会议上发表演讲,并帮助世界各地的其他护理组织采用德霍格威克村庄的部分护理理念。在加入德霍格威克村庄之前,范哈尔在荷兰另一家养老院工作了五年左右。在此之前,他在沃伦丹(Volendam)的一家清洁公司做了两年的助理经理。范·哈尔先生曾在瓦赫宁根大学(University of Wageningen)学习了家庭与消费者科学,并在荷兰南部学院(Academy South)学习后勤管理。

③ 访谈内容

索菲亚·威登(SW):您能介绍一下您的背景吗?

埃洛伊·范·哈尔(EVH):我在瓦赫宁根大学完成了家庭和消费者科学的学业,还在荷兰南部学院学习了后勤管理。我曾经是一家清洁公司的助理经理,在加入德霍格威克之前,我在荷兰另一家养老院工作。2002 年,我和一些同事创办了德霍格威克和认知症村庄。我最初是村庄里的后勤经理,专门研究养老院的周边环境。从 2015 年开始,我一直在 Vivium 护理集团担任顾问。我一直对改善老年护理很感兴趣。

SW:您如何衡量认知症村庄的生活质量相关数据、结果和改善情况?

EVH:数据和结果是一个有趣的讨论。我们使用标准衡量方法的出发点是运用常识。我们观察到,传统的养老院并没有改善居民的生活质量。因此,我和同事们一起讨论了几个问题:我们想要怎样生活?我们愿意生活在一个更大的群体还是更小的群体里?我们喜欢吃家里做的饭还是外面的食物?我们想要一个日常生活吗?

我和同事们开始以生活方式为中心建立了一个新模式。我们都认为,让居民走出屋外并做出自己的选择非常重要。后来得到证明,几乎所有我们用于提供护理服务的方法都比传统的护理模式产生了更好的结果。例如,六年前,我们发表的研究表明,六人左右的小团体用餐模式可以使居民吃得更好。我们在 20 年前就考虑过类似的方法。

日常生活对患有严重认知症的人来说是个挑战。传统的养老院或医院总是让人感到困惑和压力,让人们感觉他们的世界似乎很危险。而我们想让他们的世界变得更容易辨认、更安全,让他们生活得更舒适。后来的研究支持了我们的观点,即小规模的团体和正常化的日常生活能以创造舒适、熟悉环境的方式来帮助居民。

身体活动对居民的生活质量也有积极的影响。我们鼓励居民每天在村子里散步。我们也尤其专注居民与他人的社交联系。在这个村子里,居民们四处走动,互相见面,并与外面的访客交谈。后来的研究证明,身体活动和社交互动可以提高居民的生活质量。所有这些方面都是我们理念的一部分。

目前还没有任何研究项目能够证明德霍格威克护理模式的整个概念。然而,我们的护理理念的每个组成部分被证明能提升满意度,减少焦虑,并积极地改善生活质量。我建议你在村子里四处走走,看看发生了什么事。我想让你观察村子里的居民。这样,你就会更好地理解我的意思。研究和证据是很重要的,政客们通常会根据循证依据来改变政策。因此,我们要持续努力提供证据来支持我们的护理理念。

然而,直觉和常识也很重要。我敦促人们不要等到研究结果证实了某种护理理念后再行动。我们要从常识出发。提出问题并思考随着年龄的增长你想要的需求。来自世界各地的许多人对德霍格威克村庄的护理理念表现出了兴趣。我认为这表明我们正在开发一些有价值的东西。我们不能保证德霍格威克村庄的护理理念能在所有方面都获得成功。然而,我们可以调查各个方面并衡量它们的结果。

SW:在瑞典,所有被诊断为认知症的人的姓名都会被注册在案。医生和护士会在注册表中记录患者的症状、行为、心理和诊断。该注册系统提供了一种标准化的记录方法，并根据患者的个人需求提供相应的治疗。你们在认知症村庄有这样高质量的注册系统吗？

EVH：我们确实在患者病历中记录了症状。这些记录内容使照护者能够专注于每位居民护理的一些方面。然而，这种注册表的初始想法是每位居民都是一样的症状，都需要同样的护理方式。之后，照护者将根据病历中的记录来尝试不同的干预措施。德霍格威克村庄的护理模式了解到每位居民都有不同的习惯，对音乐、食物和日常节奏有不同的偏好。一个通用的护理体系几乎无法为满足个人需求而进行调整。与此相反，认知症村庄的概念试图理解每位居民，并找出是什么让他们快乐。

SW：其他国家也可以采用认知症村庄的模式吗？

EVH：目前，许多西欧国家从医学角度思考问题。这些国家更注重传统的、医疗形式的养老院系统。质量上报系统是这个模式的一部分。我们的认知症村庄代表着向整体护理模式的转变。风险预防采用间接方法，而不是直接的医疗干预。当然，世界上其他国家（及地区）也已逐渐开始关注生活质量。

其他国家也可以借鉴德霍格威克的模式。认知症村应该被用来启发其他服务提供者。但是，他们不应该完全照搬我们的模式。其他国家应考虑自己国家中护理体系的背景、环境和内容。人们应该努力理解德霍格威克理念中的六大基本支撑元素，并考虑这些元素将如何适合他们的国家，而不是简单地尝试复制整个村庄的设计和护理理念。

SW：您想对村庄做什么改善吗？

EVH：有些居民还在经受外界和变化带来的不断刺激。患有额叶综合征的居民在认知症村庄中比较不容易感到焦虑和压力。即使是五位居民的小团体也可能给某些成员带来太多的刺激。我们通过实践发现，他们有时在一个没有太多刺激的单独房间里反而感觉更好。他们可能需要的是把墙壁涂成白色，房间里有一张简单的桌子和一把椅子。德霍格威克村庄是一种社会关系模式，而不是医学模式，因此它具有社会和自然感官刺激的作用。对大多数居民来说，这些都是积极的刺激。但是，对于一些患有额叶综合征的居民来说，情况并非如此。

以一种自由的、可识别的日常节奏生活在一个小团体中，可以帮助居民应对和安排自己的日常生活。这让他们远离无聊和孤独。

　　大多数人都是社交者。但对于一些对社交不感兴趣或无法在小团体中生活的居民来说,认知症村庄并不理想。这些居民应该在村庄一处安全的地方,住在他们自己的小公寓里,独自享有所有的自由、设施和服务。我们计划将来在村庄里建造这种类型的公寓房间。这些公寓将包括一个带有浴室和小厨房的生活空间。居民们会像和家人住在一起时那样租用公寓并安排照护服务。荷兰保险制度将报销居民及其家人的照护费用。同时,保险也将提供服务,以满足想要独立生活的个人。

　　独立生活的居民也可以要求德霍格威克村庄安排护理服务,但仍然受益于更个性化的护理方式。对一些居民来说,这种独立的生活方式会导致孤独。然而,其他居民也许更喜欢独立的生活。一些居民花在自己卧室的时间比与其他居民在一起的时间多。对于喜欢独立生活的居民来说,一套独立的公寓可能是最理想的选择。未来的个人公寓设计可能还会包括一些社交元素,为那些想要互动但又想要一个独立的生活空间的居民提供服务。另一个改进可能是与社会建立更加开放的联系。我们与学校进行了许多合作,开了一家餐馆,在选举期间开设了一个投票站,并在德霍格威克为当地社区提供更多服务。例如,我们可以为社区里的孩子们建立一个日托中心,甚至是一所学校。我认为这样的改变会改善这个村庄。

　　(艾洛伊·范·哈尔带索菲亚·威登参观了村庄。)

　　EVH: 我们正站在主街的正前方。你可以看到,这里有商店、美发店和一些其他常规设施。居民们在德霍格威克村庄过着自己的生活。他们可以在整个小镇上随意走动。每位在镇上工作的人,不管是志愿者还是其他工作人员,都要对居民负责。当居民们四处走动时,我们都会照顾他们。我们都密切注视着他们。我们在需要的时候支持他们。我们也邀请居民参加日常活动,比如去超市买东西。这种小镇模式使居民们可以在街上或俱乐部活动中自由交往,结识其他人。有时居民甚至可以到其他人家中拜访。有时他们会留下来吃晚饭。每个家庭的照顾者也可以互相交流。晚餐后,照护者帮助居民找到回家的路。认知症小镇的设计理念允许当地居民做出自己的选择,并遇见有着相似兴趣和爱好的其他人。

　　居民会和他们的家人或亲戚一起决定参加哪些活动。有些活动可以通过步行完成。大多数活动,如古典音乐、绘画、游泳或烘焙,大约有 10 个参与名额。其他一些活动,如电影俱乐部、宾果游戏或去剧院听音乐会,大约有 50 个参与名额。认知症村庄提供 35 种不同的活动。每项活动的活动专员会安排一切，并与照护者和志愿者合作。志愿者确保居民参加活动，并在居民需要帮助时帮助他（或她）看好时间。照护者将确保居民不会忘记他们参加了哪些活动，并确保不会在同一时间安排另一个预约。我们在不同的活动中还安排志愿者协助俱乐部领导人进行工作。

SW：您能告诉我更多关于志愿者的情况吗？

EVH：志愿者来到认知症村庄为德霍格威克及其居民提供支持与帮助，并成为该村庄的一部分。志愿者可以在不同的领域提供帮助。我们有六个针对志愿者的选择领域，分别是俱乐部、活动办公室、维修、巴士司机、教会和家庭支持。一些志愿者一周中的大部分时间都在这里提供帮助。另一些志愿者则每周早上或晚上过来两次，在房子里为居民提供帮助。有些志愿者帮忙做早餐和午餐，有些人在俱乐部中工作，协助俱乐部领导人举办活动。认知症村庄成为志愿者社会生活的一部分。德霍格威克村庄有大约 140 名志愿者。

志愿者是我们的重要资源。有了更多的志愿者之后，德霍格威克村庄可以提供更多的服务，在俱乐部生活中有更多的选择，并且能够确保更好的后勤支持。

SW：家属扮演什么角色？

EVH：家庭扮演着重要的角色。在德霍格威克村庄，每位居民的家庭可以重新成为一个正常的家庭。他们不再需要照顾别人。这些家庭不仅仅是被邀请作为一个家庭来行动和表现，更是按照以往的生活节奏来看望父母、煮咖啡、帮助居民的日常活动或外出等。

SW：这里提供了哪些活动？

EVH：认知症村有 35 个不同种类的俱乐部，包括绘画俱乐部、游泳俱乐部、步行俱乐部、烘焙俱乐部、户外俱乐部、"一起去市场"俱乐部、电影俱乐部和古典音乐协会等。其他俱乐部包括咖啡馆俱乐部、上流社会俱乐部、读书俱乐部、烹饪俱乐部和教堂俱乐部等。个人还可以选择参加各种活动，如舞蹈和运动、音乐和歌曲、宾果游戏或一日游等。根据荷兰的护理条例，护理组织每周必须提供 30 分钟的活动时间。在认知症村庄，爱好和活动改善了居民的生活质量。社会活动对许多人来说都很重要。这里的居住费用包含参加一个俱乐部的费用。居民可以支付额外活动的费用。这些额外付款仅用于支付活动的费用。例如,居民将为游泳俱乐部支付 25 欧元作为额外的活动,因为这包含了他们乘坐公共汽车到游泳场所的费用。每个俱乐部由一位俱乐部领导人(一名员工)负责监管。荷兰的许多其他服务提供者质疑我们提供那么多俱乐部的好处。他们错误地认为居民们不会为俱乐部的会员资格付费。事实上,村庄里的大多数居民都为额外的活动付费,这是他们生活中的一个重要部分。

SW:居民一般会如何消费?

EVH:这是一个冗长的讨论。居民的消费习惯取决于他们各自的家庭。一些家庭比其他家庭花费更多。居民的家人每月会收到活动费用的发票。发票金额从每月 0 欧元到 240 欧元不等。每位居民的平均发票金额为 75 欧元。50%的居民每月花费 240 欧元。

SW:大多数居民都是俱乐部的会员吗?

EVH:80%的居民是一个或几个俱乐部的会员,总计大约有 700 名俱乐部会员。会员资格允许居民参加定期安排的活动和临时组织的活动。

索菲亚,我想带你去古典乐团每周聚会的地方看看。我们进去看看活动室吧。在这里,居民可以听古典音乐或看电视上的古典音乐表演。我们用古色古香的椅子、雅致的窗帘和地毯,专门为古典音乐团体装饰房间。我们相信,如果房间的装饰营造一个合适的氛围,居民可以更好地吸收古典音乐的精华。

SW:是的,我看得出来这里的居民喜欢听古典音乐。

EVH:房间的装饰鼓励人们在欣赏音乐的过程中驻足停留并聆听。所有的感官都很重要。两周前,我路过这个房间。我看见一群居民,大约有十位,在聚精会神地听古典音乐。他们看起来高兴。这是他们想要的——拥有一个美好的时刻。游泳俱乐部也追求同样的体验。游泳也是一项运动,可以使居民起身活动,而不是坐在椅子上。现在,我想带你去参观我们的餐厅。这家餐厅是这个村庄的另一个重要的设计,它将居民与外部世界联系起来。这个村庄的访客也可以在这里吃饭。在未来,我想让餐厅更加显眼,吸引更多的村庄以外的人们来餐厅用餐。我有很多改进的想法。如果你五年后再来,我希望能够实施其中的一些新想法。

SW:您希望人们如何了解德霍格威克村庄?

EVH:当人们来到这里,他们只看到村庄里的砖块和石头。他们应该看看设计。认知症村庄不仅仅是砖块和石头。它也关乎对居民的护理服务。我相信德霍格威克村庄获得认可是因为它改变了护理模式和养老院的设计。

我们有一些核心价值观,我们称之为护理的支柱——良好的环境、生活方式、生活乐趣、健康、志愿者和员工,以及组织本身。组织必须作为一个整体来实施变革。管理团队必须有勇气挑战现有规定,并在法律法规范围内突破创新的界限。

当我谈到德霍格威克村庄的护理概念时,我首先解释了护理的概念并讨论了我们的发现。我告诉人们不要直接照搬我们的理念。我建议他们对我们的理念进行调整来适应他们自己的社会,学习我们的护理支柱,关注生活质量而不是医疗护理服务。我们鼓励别人来改进我们的概念和设计,改进我们的思路方针。如果其他组织愿意放弃医疗模式,他们可以专注于个人护理模式。着眼于人们的生活方式选择,而不仅仅是疾病。我们要运用常识来寻找改善认知症患者生活质量的方法。

SW:您认为未来在老年护理方面会有什么改变和机遇?

EVH:对风险的关注是一个重大挑战。许多政策的重点是降低老年人护理的风险。在政策制定者找到解决方案和治愈认知症的方法之前,他们将关注如何建设一个安全的环境。我已经向你展示了一个有警卫的社区是安全的。我们已经建立了一个拥有一般社区环境的村庄。我们想让认知症村庄看起来像一个正常的世界,但是正常的世界并不是百分之百安全的。

也许我们将来可以利用一些信息技术来提高安全性。例如,有一天,出租车司机可能会认出一个患有严重认知症的人。也许,他可以在他的手机上看到这些信息,并在认知症患者过马路时格外小心。

我们需要与社区携手共同努力,从而提高人们对认知症的认识。社区中的每个人都应该意识到这些症状。一旦我们提高了意识,就可以进一步讨论存在的风险和如何进行风险预防。这将使认知症患者有更多个人选择和表达喜好的权利,从而提高他们的整体生活质量。我们可以建立一个开放的、对认知症友好的社区。我们想要创造一个综合性小镇,让那些没有认知症的人也可以在里面租赁公寓。我们可以有一个由不同种类居民组成的多元化小镇。就像我们为儿童创造一个安全的环境一样,我们也应该为认知症患者创造一个安全的环境。几十年后,我想我们甚至可能不再需要认知症小镇了。或许,我们可以创建一个对认知症友好的社区。这是我们对未来的展望。

SW：范·哈尔先生,谢谢! 感谢您和我分享您的想法。我在认知症村庄过得非常愉快。

EVH：随时欢迎你回来,索菲亚。谢谢你的倾听。

（访谈结束）

访谈十

认知症与农场生活

——对格尔克·德·波尔(Gerke de Boer)和安妮·
赫德尔(Annie Herder)的访谈

1 背景

本次采访是北欧老年认知症和老年护理最难实践研究的一部分。索菲亚·威登女士前往了荷兰北部,对科妮莉亚霍夫(Cornelia Hoeve)的创新思维进行探索。在这次采访中,格尔克·德·波尔和安妮·赫德尔共同诠释了认知症患者是如何在科妮莉亚霍夫农场生活的。

科妮莉亚霍夫是一座老旧的农舍,现在这里住着约12位认知症患者。科妮莉亚霍夫农场的理念集中于关注个体的健康状况、自由和独特品质。它的护理愿景着眼于居民的生活环境。其设计初衷是改善人们的健康状况。居民可以在花园里散步,帮助做家务,继续他们的日常生活。他们可以决定在什么时候起床,是想和其他居民一起用餐还是自己独自在房间内用餐。在科妮莉亚霍夫工作的员工与当地居民建立了密切的关系。在这次采访中,格尔克·德·波尔和安妮·赫德尔描述了他们的管理模式。德·波尔预计,未来机器人将在日常生活和护理机构中得到更广泛的应用。

2 关于格尔克·德·波尔和安妮·赫德尔

自1971年以来,格尔克·德·波尔先生一直在荷兰照顾老年群体。他现在经营着一家培训机构,专门为护士指导如何照顾认知症患者。德·波尔先生为科妮莉亚霍夫农场的护士提供相关培训。

从 2012 年到 2016 年,安妮·赫德尔一直是科妮莉亚霍夫的管理者。目前,她就职于霍夫与希姆(Hof en Heim)护理机构的另一家养老院。她的专长是照顾认知症患者。赫德尔女士在老年护理领域工作多年了,早在 1970 年的时候,就已在新腾堡(Neuew Toutenburg)就职——该机构是荷兰首家为认知症患者设计的养老院。赫德尔女士曾就职于多家医院、疗养院和儿童康复中心。她曾获得护理学和管理学的高等学位。

③ 访谈内容

格尔克·德·波尔(GB): 我是格尔克·德·波尔。1971 年,也就是 45 年前,我开始以男护士的身份照顾智力障碍人士。之后,我在一家大型的精神病医院工作了四年。然后,我又在儿童医院工作了四年。1982 年,我开始在荷兰诺德伯格的一家养老院工作。起初我以为我只会做两年,因为我觉得这些老人院里的气味有些难闻,而且很无聊。其实我在那里待了 16 年。在工作不到半年的时间里我就完全被说服了。现在,我已经拥有自己的公司四五年了。

索菲亚·威登(SW): 您的公司名称是什么?

GB: 我的公司名称为格尔克·德·波尔继续教育学校(Gerke de Boer Bij-en nascholing)。我们为在认知症护理领域工作的护士们提供培训和指导服务。除认知症外,另一个在荷兰发展迅速的群体是老年精神病患者。在未来的十年里,这个群体将会带给我们巨大的问题。

SW: 是否有护理机构可以为精神病护理提供足够的支持?

GB: 的确有一些机构。从 1958 年开始,政府不让精神病患者住在荷兰的大型医疗机构里。取而代之的是,在过去的 25 年里,他们只能一直待在家里。而现在,他们正在变老。我从南到北采访了 90 名来自荷兰各地的精神疾病患者。我还想从中捕捉到各地的文化差异。我们看到的是,这些人需要去养老院,因为他们无法应对社会的复杂性。我最初采访的三位患者让我以为我仿佛在拍电影。"摄像头在哪儿?"我问第一个人为什么要住在养老院。他说,因为 UPC(一家广播传媒公司)改变了频道,使得荷兰一台不再对应遥控器的一号按钮。电视是他们与社会唯一的联系。他们坐在公寓里给 UPC 公司致电。然而,给他们提供通话的接听选项菜单的是一位智能助手。在拨通 20 秒后,电话里的语音助手又给了他们四个新的选项。这让那些人发疯。当你很脆弱的时候,尤其是对于那些精神状况很糟糕的患者来说,这种情况简直会让你发疯,特别是当你已经有很多其他问题(比如失眠)的时候。

SW:这就是第一位居民不得不搬进来的原因啊。那么第二位和第三位居民呢?

GB:我采访的第一位患者告诉了我关于 UPC 的事情,我并不感到惊讶。我是一名精神科的护士,这些故事我已经听过成千上万遍了。曾经很多人对我说,电视正在注视我。这完全就是妄想症的表现。后来第二位患者也说 UPC 改变了。那时我想:"摄像头在哪里?"直到第三位患者也对我说了同样的话,这使我第一次觉得这可能是真的。

SW:所以您认为人们搬进养老院的原因是奇怪或荒谬的吗?

GB:不仅仅是认知症。与我交谈过的那 90 位老人象征着一个更大的老年群体,他们将在未来十年内入住养老院。

大多数时候人们进养老院是因为他们开始忘记如何生活自理。他们不再洗澡,不再吃药,不再吃饭,也不再刷牙了。

安妮·赫德尔(AH):他们不再照顾自己了。

GB:他们什么都做不了。这就是他们来养老院的原因。他们无法照顾自己。

AH:我的经历和格尔克的差不多。我也曾在新腾堡工作过。但那是很久以前的事了。过去的七年,我在霍夫与希姆护理机构工作。它是由四家养老护理机构及三家小型养老机构组成的。科妮莉亚霍夫就是其中之一。这个养老院是一家农场。在我们所有的四所养老院中,患认知症的居民人数都在增加。

科妮莉亚霍夫于 2012 年 9 月开业。在那之前的一个月里,这栋建筑进行了翻修。这个农场发展得很快。我们尽量把它打造得适宜居住。

SW:他们是在这里吃早餐,然后在厨房吃午餐吗?

AH:有时会的。他们喜欢坐在这儿欣赏花园的景色。天花板是玻璃的。外面光线充足。它照亮了室内环境。患有认知症的人喜欢拥有充足的光线。这就是安装玻璃天花板的原因。

我们对认知症护理的愿景是关注居民的生活环境。气味、颜色、形状、灯光和声音对人们的感觉和行为有很大的影响。认知症患者的大脑对此特别敏感。虽然我们对这种情况无能为力,但我们可以控制环境因素。这就是我们的愿景。环境越舒适,认知症患者的行为就越不疯狂。这里的家具、灯光、花园等一切设施看起来都令人愉快。居民可以到处走走。房屋的前半部分是厨房和客厅。房屋的后半部分,是由以前的马厩翻修的十二套精致的公寓。

SW:为什么这里使用彩色家具?是为了制造颜色的对比吗?

AH:正是为了对比。当人们患有认知症时,他们的视力会变差,所以他们不能看到所有的颜色。但是,举例来说,红色是一种你可以一直都看到的颜色。著名的老年专科医生安妮克·范·德·普拉茨(Anneke van der Plaats)曾经对我说,你需要透过认知症患者的眼睛去看问题。然后你会看到这个人是如何看待这个世界的。

SW:她曾经写过书吗?

AH:是的。格尔克和安妮克还曾经一起写过一本书,名为《患有认知症的大脑》。

SW:为什么在一个黑暗的房间中央会有一台电视?

AH:"电影屋"的想法出自安妮克·范·德·普拉茨医生,其目的是为居民提供一个像家一样的家庭环境,其重点是关注居民的需求,并在日常生活中提供帮助,尽可能地促使他们继续自己的生活方式。在这方面,居民的健康状况是关键。我们可以确保居民能以最愉快的方式生活在这里,这样他们就能享受生命的最后几年时光。他们可以尽情在这里享受生活,直至生命尽头。

SW:这个农场是对所有人开放的,还是主要为那些住在城外的居民准备的?

AH:我们欢迎所有的认知症患者。也可以是出于其他的情况,有一些在阿姆斯特丹生活过的人们也会来到这里,因为他们想住在这里。

SW:他们在这里过退休生活吗?

AH:是的。

SW:有没有人曾经搬到农场后,告诉你说:"这里不适合我。"

AH:有一次,在农场建立初期的时候。

SW:那是什么原因呢?

AH:他非常具有攻击性。他需要更多的地方,以及更多的空间。

SW:在较小的环境中,有些人可能会感到更安全吗?

AH:每个人都有自己的公寓,但他们不常独自待在里面。他们总是喜欢在客厅里与其他人待在一起。

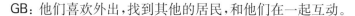

GB：他们喜欢外出，找到其他的居民，和他们在一起互动。

AH：他们的日常活动还可以包括打扫房间、洗碗、洗衣服。

SW：他们喜欢在花园里干活吗？

AH：是的。农场旁边有花园，你可以在那里做园艺。其他活动也有。这里的居民过着与世隔绝的生活。他们不能离开这里，因为大门是被锁上的。这里是安全的。我喜欢这样小规模的环境。我认为大多数居民还是很幸福的。

GB：这里没有固定的生活框架。

AH：我们遵循居民的生活节奏。如果他们想睡到七点，那没问题；如果他们想睡到十一点，那也是可以的；如果他们想在自己的房间里吃饭，是可以的；如果他们想和别人一起吃饭，同样是可以的。

SW：您认为那些大型养老院也会和你们一样灵活吗？

AH：这是个好问题。你可以很轻松地说"让厨房 11 点关门"，但实质上的问题却存在于"到底是我在你住的地方工作，还是你住在我工作的地方"。普通的养老院往往会变成护理机构。然而我认为养老院可以实现的比你想象的更多。

GB：当你想要进行系统变革时，其实并不需要说出那些想要添加的元素。你只需要说出那些不想再做的事情就可以了。我们应该在这些养老院中不再继续使用药物治疗。把治疗和护理混为一谈是最严重的问题。治疗是护理的毒药。

幸福的生活和健康的生活是有区别的。这些护理机构里的所有照护者、护士和医生都认为幸福的生活就是健康的生活，反之亦然。如果居民过着健康的生活，他们就会有美好的生活。我认为这里的关键之处在于人们更加关注护士和居民之间的关系。这就像我们这里所发生的一样。

SW：您的意思是我们不应该关注疾病，而是应该关注居民个人吗？

GB：是的，还有与照护者的关系。这就是秘诀所在。这里的照护者和护士都非常愿意让居民睡到九点或十点起床。他们知道这样也是可以的。这些组织在照顾居民的同时也在关心护士。因此，这是认知症照护的秘诀之一。

SW：你们是如何建立信任感的？

GB：去做就对了。告诉那些居民我们是这样工作的。我们会协同照顾好这些居民。我们会选择让那些专注于认知症护理的专业人员在此工作，这是非常不同于其他类型的护理模式。

SW:您最近的项目和什么有关?

GB:我们目前正在与老年精神病患者合作。不是认知症患者,而是精神病患者——那些患有严重焦虑、抑郁、精神错乱和恐惧的患者。这个项目还非常非常新。在荷兰还没有关于如何照护这个群体的相关书籍。

SW:您对该项目抱有乐观还是悲观态度?

GB:我非常乐观,尤其是对机器人的使用。

SW:为什么是机器人?

GB:机器人能改善居民的生活,特别是对老年精神病患者。在五六年或七年之内,这里的每位居民都将拥有一个属于自己的机器人。那真是太棒了。

SW:机器人将如何帮助这里的居民?

GB:从各个方面。

SW:比如说提醒服务吗?

GB:是的,包括提醒服务。机器人需要识别一个人是悲伤、高兴、快乐还是担忧。因为认知症而导致大脑被损坏的患者的情绪很容易被误导。当他们看到一个机器人微笑时,他们真的认为它是一个微笑的人。这就是为什么拿着娃娃的老年人认为它是一个真正的婴儿。这里曾经住过一位居民,他有一个带电池的小海豹。那位居民带着这只海豹过了三年。对他来说,它是一条鲜活的生命。

AH:机器人还将帮助提醒居民吃药、锻炼身体,并让他们保持清醒。

GB:是的。所以我对此非常乐观。

SW:最后一个问题。还有什么需要改进的地方吗?

GB:这里已经很理想了。这是荷兰最好的机构之一。虽然它比较小,但是很舒适,而且还有很优秀的护士。我们有一个良好的愿景,还有一个明确的方向。它是现代化的,也是开放的。我认为这应该成为荷兰的标杆。我认为我们已经不能再好了。你永远不可能让每个人都开心。

SW:非常感谢你们的时间。

GB:索菲亚,谢谢你的来访。欢迎你随时再来。

(访谈结束)

改善认知症护理和老年护理

——对琳达·马丁森(Linda Martinson)的访谈

1 引言

爱励集团是一家私人健康和社会保健公司,是斯堪的纳维亚半岛最大的医疗服务提供机构之一。爱励集团在瑞典、挪威和丹麦各地拥有350家健康与社会护理中心。该集团共有一万余名员工。其业务范围包括专科护理、初级保健、诊断医学、老年护理和社会护理服务,该集团的年度营业额达75亿瑞典克朗(约合9.4亿美元)。

自2010年以来,爱励集团一直为瑞典投资公司银瑞达集团(Investor AB)所有。银瑞达集团的目标是开发爱励集团,使该集团继续提供可持续的、高质量的护理服务。2013年,爱励集团和银瑞达集团共同创建了一个基金会来促进以患者为中心的护理研究。未来,该集团希望通过研究发现创新的方法来改善和维持高质量的护理服务。

爱励集团老年护理中心提供养老院、家庭护理服务和家庭保健服务。爱励集团老年护理服务关注的是患者个人的能力、喜好、需求和价值观,而不是疾病。该集团的目标是提供尊重和回应患者个人喜好、需求和价值观的护理服务。爱励集团通过专注于以患者为中心的护理模式,确保根据患者的价值观来指导该集团的所有临床决策。

瑞典的当地政府用税收来资助爱励集团旗下的居家护理服务、家庭医疗保健提供机构和养老院。它将根据《自由选择法》在私立、公共卫生和社会保健服务提供机构之间分配税款。该法案赋予瑞典公民在私立和公共家庭护理和家庭医疗保健提供机构之间进行选择的权利。被选择的提供机构从当地政府获得报销款项。

琳达·马丁森是瑞典爱励集团旗下一家位于斯德哥尔摩的养老院的管理者。在本次采访中,她谈到了质量上报系统、全国性指南以及老年护理新方法的发展。马丁森女士还讨论了如何尊重认知症患者。

② 关于琳达·马丁森

琳达·马丁森在爱励集团工作,是斯德哥尔摩的奥丁斯隆养老院(Odinslund elder care home)的管理者。她拥有马拉达伦大学的护理学位。在学习护理之前,她在斯德哥尔摩大学获得了日耳曼语言硕士学位,并担任专业翻译员。2008 年,马丁森女士开始从事老年护理工作。在历经两年的护理工作之后,她担任了这家养老院的管理职位,目前仍是这家养老院的管理者。

③ 访谈内容

索菲亚·威登(SW):感谢您给出的宝贵时间。您平时的日常工作是怎样的?

琳达·马丁森(LM):我每天工作的第一件事就是绕着奥丁斯隆走一圈。我们的养老院共有六个护理单元。我与工作人员进行交谈,从中了解当天的情况。我问工作人员晚上是否有什么问题,是否有居民的家属来过,是否有什么投诉,或者是否发生了什么好事。在老年护理中,我们每一天的工作都是不同的。我们照顾认知症患者。他们的情况每天都在变化。因此,在每天开始工作前了解你当天的工作状况非常重要。同时,我也会和居民的家属聊天。

我们工作的一个重要部分是了解认知症的发展以及老年人可能会有哪些症状。在剩余的时间中,我会做一些日常行政工作,参加每周例会。我们也为养老院安排社会活动,如聚会、合唱团和绘画圈等。这些活动有助于提高居住在这里的人们的生活质量。

SW:这里共有多少名员工,是一种什么类型的养老院?

LM:奥丁斯隆是一家拥有 46 名居民的养老院。我们雇用了 50 名员工,全天候 24 小时有员工值班。我们的员工群体主要由护士、护士长、助理护士和理疗师组成。奥丁斯隆经营一家养老院和一家认知症护理中心。共有 16

位存在身体缺陷的老年居民住在养老院。认知症护理中心有三十套公寓。我们的认知症患者有自己的公寓、浴室和小厨房。公寓营造出一种像家一样温馨的感觉。

在奥丁斯隆，我们还设有老年活动室，患者可以一起吃饭和看电视。三位助理护士负责日常工作。助理护士负责激励患者，并为患者提供具有社会意义的活动。助理护士有不同的工作内容。一位护士专门负责体育活动，而另一位专门负责膳食服务。同时，我们也提供体操和散步等其他活动。

SW：在认知症护理中心，你们是如何提供食物的？

LM：我们提供食物时有许多需要注意的方面。其中非常重要的一点就是关注环境。当我们为认知症患者提供食物时，必须有一个安静平和的环境。如果有太多人在一起吃饭，这些患者开始关注的是环境而不是他们面前的食物。因此，在这些方面的工作很重要。

研究还表明，古典音乐能刺激食欲。我们会在吃饭的时候播放古典音乐，营造一种平和的氛围。此外，我们还使用不同的颜色。患有认知症的居民欣赏他们盘子里的颜色对比。土豆、肉和沙拉是很好的搭配。不同颜色的搭配将有助于我们的患者了解他们吃的是什么食物。认知症的一个症状是，你将无法记住信息。因此，你需要在服务和展示食物的方式上做到具体和与众不同，这非常重要。

SW：你们在奥丁斯隆有使用质量上报系统吗？

LM：是的。我们使用一个质量上报系统来评估体重、营养不良、跌倒风险和压疮风险。我们使用另一种质量上报系统来记录认知症患者的行为与症状。我们还使用姑息治疗注册系统来衡量我们在患者临终前如何处理整个过程，以及我们如何与患者的家人进行沟通。然后我们会了解当时是否聆听了那位患者临终前的遗愿。这对我们很重要。在瑞典，我们在养老院的日常工作中使用注册表进行研究，记录数据，并使护理流程标准化。

SW：您在质量上报系统中记录的数据会如何发挥作用？

LM：我可以查看到护理单元所有上报的质量相关数据。例如，每年一次到两次，我们会记录跌倒的人数。我们可以看到是不是同一个人跌倒，然后我们可以做些什么来防止这个人再次跌倒。

在姑息治疗中，从错误中吸取教训是很重要的。我们必须学会如何缓解和预防症状。我们努力使每个人都参与到我们的工作中来，以便互相学习。

助理护士在日常生活中与患者密切接触。这些护士必须能够对症状进行分析和理解。每年两次,我们还会将该护理单元的质量上报数据结果与国家级和市级水平进行比较。当我们看到自己取得了比一般市级水平更好的结果时,这对我们是一种激励。

SW:你们能得知患者的压疮愈合期需要多久吗?或者说你们用了什么治疗方法?

LM:是的。除了质量上报系统,我们还会每天在病历中记录患者当天的情况。然后我们可以返回病历查看每日记录的相关数据。记录并统计数据对我们来说很重要。另外,将相关的专业技能融入我们养老院的日常工作中也很重要。例如,我招聘了一位专门治疗压疮的护士。她的专业能力帮助我们减少和治疗压疮。质量上报系统中的数据帮助我们获取一个基线水平。

SW:您在五年前曾经使用过瑞典的质量上报系统吗?

LM:是的。质量上报系统就是在大约五六年前引进瑞典的。

SW:您是否知道爱励集团的居家护理人员也使用质量上报系统?

LM:我并不清楚,但是质量上报系统是对居家护理环境开放的。

SW:法律是否要求医疗服务提供者必须使用质量上报系统?

LM:并没有明确的要求。医疗服务提供者遵循国家健康与福利委员会颁发的国家指南。这些指南的宗旨是帮助患者和消费者获得高水平的医疗和社会服务。瑞典的医疗服务提供者理所当然地认为所有人都应遵循这些指南。

SW:我们讨论了环境、食物和音乐。您认为将如何改进国家指南中的这些方面?

LM:我将修改在养老院准备食物的限制条件。国家指南限制我们对未经加工的蛋白质进行处理。相反,我们必须为老年居民供应现成的肉质食物。事实上,烹饪的味道和声音会让人感觉更好。如果我们能在奥丁斯隆为老年居民准备食物,那么我们的患者会更有家的感觉。

另外,我还会修改对老年居民独自外出的限制。搬到养老院的老年人会感到他们的自由被剥夺了。在奥丁斯隆,我们试图尽可能地还给他们自由,但我们不得不限制患者,禁止他们独自离开这所建筑。患有认知症的人可能会对他们自己构成危险。因此,监控和保护患者的安全非常重要。在爱励集团,我们试图改善养老院和花园的环境安全问题。老年居民在花园里度过的时光可以让他们更好地休养生息。他们可以采摘浆果或在户外健身房锻炼身体。

即使是 90 岁以上的患者也能从锻炼中获益。运动可以改善患者的平衡,从而防止他们跌倒。

SW:你们会带居民出去散步吗?

LM:是的。我们每天都组织散步。我们还提供团体散步活动,每周两次。值得注意的是,老年人的情况是不同的。有些人因身体原因不能参加散步。我们试图找到其他的解决办法。体育活动和户外活动是老年人最重要的生活质量参数。国家健康与福利委员会也在国家指南中建议开展体育活动。

SW:你们是如何照顾住在认知症护理中心的 30 位居民的?

LM:在爱励集团,我们为每位认知症患者安排一位联络护士。这位护士将在患者的有生之年一直与他(或她)保持联系。护士还与患者的家人保持联系。联络护士就像患者的律师。在患者入住认知症护理中心的第一天,联络护士就会与患者的家属一起制定一份实施计划。这个计划包括患者的权益,并概述了患者的日常生活。护理中心的所有员工都可以看到这个实施计划。

确保工作人员之间的连续性是很重要的。每个小组由五名员工组成。我们从不轮班。相反,我们始终确保同一小组的员工与同一批老年患者一起工作。每个小组都需要知道各自所负责的患者的日常生活,并了解老年认知症患者的表达和症状。

在我们的认知症护理中心,患者表现出许多不同的行为。一些认知症患者具有攻击性,而另一些患者则表现出担忧或焦虑。这些患者有的四处走动,问候别人,有的坐下来保持沉默。目前仍旧缺乏以患者为中心的护理相关研究。2013 年,爱励集团建立了一个基金会,专门用于促进这一领域的研究。我相信在不久的将来,我们会建立专门的护理单元来满足有特殊行为类型的患者的需求。

SW:您是如何为刚开始工作、没有经验的助理护士提供培训的?您如何确保他们知道如何处理所有这些不同的症状,以及如何照护认知症患者?

LM:有资质的护士在我们的养老院里发挥重要作用。他们是这里最高级别的医疗顾问。每周还会有一名会诊医生到我们的养老院给护士们提供咨询。我们总是会招聘那些有一定工作经验的护士。我们需要护士具备一到三年的急救护理、老年护理或骨科护理的工作经验。

同样重要的是,我们要把这里的居民看作是姑息治疗的患者。养老院不存在治愈患者的目的。相反,我们提高了他们的生活质量。我们的患者都有多种疾病,否则他们不会出现在这里。因此,我们必须创造出一个安全的环境来减轻患者的症状。

非常重要的是,我们要让护士了解自身的工作和角色。在爱励集团,我们为护士提供定期的岗位胜任力培训。例如,所有护士每年参加三次姑息治疗和压疮护理培训。我们提供各种内、外部培训。除此之外,爱励集团还为护士提供集团网络会议。在这些会议中,来自不同护理单元的护士聚在一起讨论最近遇到的难题。

SW:你们与西尔维亚女王基金会有合作关系吗?

LM:是的。我们与他们有合作。我们定期参加由基金会安排的认知症学术会议。会议讨论了知识的重要性以及如何以具体的方式与认知症患者合作。该基金会激发了瑞典各机构对认知症护理实施不同种类的姑息疗法。

SW:你们是如何为养老院的这 16 位居民提供护理服务的?

LM:这些居民在入住时就患有疾病。有些居民甚至在入住后患上了认知症。这种类型的患者往往会通过不同的方式表达他们的想法和需求。养老院的员工与认知症护理中心的员工在工作方式上有所不同。养老院的员工需要积极倾听患者的诉求,然后给予他所需要的支持。在认知症护理中心,我们也能看到那些有抑郁症和对死亡产生恐惧的患者。根据患者的生活情况,助理护士或联络护士有时会带患者去教堂祷告。

SW:你们是否提供各种形式的沟通支持来帮助有抑郁症的居民?

LM:是的。沟通支持是助理护士的一项任务。我们的医生有时也会得到心理咨询师的帮助。虽然我们的员工当中没有心理咨询师,但需要的时候我们会聘请心理咨询师作为顾问。

SW:在养老院中会出现抑郁症或社交孤立的问题吗?

LM:是的。我们可以在年度公共卫生报告《公开比较》中看到这个问题。该报告比较了瑞典市级和郡议会级的居民生活条件、生活习惯和健康影响相关的指标。《公开比较》通过问卷收集患者满意度的有关信息。然后我们收到来自我们机构的居民的问卷调查结果。《公开比较》是我们学习如何与患者合作的有力工具。

该报告今年的结果显示,我们的居民对员工很满意。结果表明,我们的员工是有同情心的,并遵循了患者的需求。但是,我们的患者仍然饱受孤独之苦,挣扎着寻找生活的意义。这对我的员工来说是一项艰巨的任务。想象一下,你和另外七位陌生的患者一同来到一家养老院。其他患者可能不是你会选择作为朋友的类型。还有一些员工来自其他国家,具有其他文化背景。你可能第一次经历这样的文化冲突。

在将来,为患者找到一个有意义的环境非常重要。当他们到达养老院时,会有一位善解人意的、友善的、能干的工作人员开始照顾他们。不久后,这位患者可能会失去生活的能力。没有人再需要他们了。每个人都在帮助他们照顾一切。这让他们看不到生活的意义。他们觉得自己是社会的负担。

因此,这个领域需要得到发展。如果患者能保持自主性,他们就可以保持自由。在爱励集团,我们为每位患者都分配一些小的职责。比如说,一个人可以负责发书,另一个人可以负责整理桌子。这样,这些人会觉得自己是被需要的。即使是每天日常的小任务对他们来说也很重要。被需要是人类的核心欲望。它让你感觉良好。

SW:您之前提到了老年护理方法的发展。能否给不熟悉的人解释一下这个发展情况?

LM:在瑞典,我们使用许多老年护理的方法。受验证疗法的启发,我们开发了一种老年护理方法,名为移情方法。该方法的基本原理是验证的概念或共享尊重的交流方式。例如,当你遇到一个患有认知症的人,他(或她)可能会问你是否愿意一起开一家冰激凌店。虽然答案明显应该是"不,你太老了,而且还住在养老院",然而,你并不应简单地陈述答案,而是要回答"是的,我愿意",并继续支持他(她)的观点。然后你就进入了认知症患者的真实世界。这会使认知症患者感到平静和受人尊重,而不会感到被纠正。即使他(她)生活在自己的世界中,他们的尊严也会得到完整保留。去年,我们尝试了这种方法,效果很好。

SW:你们如何衡量这种移情方法的效果?

LM:我们会观察患者的认知症行为,并记录心理症状以及需要多少药物。一种常见的药物是安眠药。如果我们进入了他们想象的世界,生活在认知症患者的梦想或愿望中,我们就会遇到在那个世界中生活的他(她)。通过这样做,你可以帮助他们减轻认知症状,减少药物治疗,并改善睡眠。

问题是患有认知症的人无法表达他们的感受。不安和焦虑的感觉可能是通过一种无法理解的或让人困惑的方式表达出来的。因此,为这些患者创造一个让他们感到安全和舒适的环境十分重要。

SW：是谁发明出验证疗法的？

LM：内奥米·费尔（Naomi Feil）在 20 世纪 60 年代末开发了移情疗法。她目前还健在，居住在美国。她的方法主要针对姑息治疗或严重认知症患者。在瑞典，这种方法启发了我们开发针对认知症患者的量身定制的方法。这些方法是成功的社会创新举措。

SW：您还用过其他类似的方法吗？

LM：还有许多可以使用的方法。比如怀旧疗法就是一个很好的例子。这是一种通过回忆过去的经历来维护尊严的方法。所有的老年人都可以利用这些社会创新举措。我们尝试着关注患者的整个人并满足他（她）灵魂的需求。怀旧疗法帮助我们的员工深入了解患者的经历，看看他（她）曾经取得过哪些成就。例如，如果一位患者从事音乐工作，我们的工作人员可以为她布置一系列的乐器藏品。然后患者可以播放他（她）最喜欢的音乐，并试着回忆那些过去的记忆。这对一个很长时间没有谈论音乐的人来说是令人激动的惊喜。

SW：您是否也尝试过将信息技术引入认知症护理中心？

LM：是的。我们计划参与一个研究项目，与斯德哥尔摩的埃斯塔·斯科恩达尔（Ersta Sköndal）大学学院和 eLOTS 公司合作。eLOTS 是一家小公司，致力于开发一些为老年人提供教育服务的应用程序。该应用程序的目的是帮助认知症患者记住他们的日常生活。例如，这些教学内容包括如何使用牙刷，如何使用剃须刀片，或者如何在早上起床后穿袜子。我们想开发一款应用程序，可以让居民每天早上都能在平板电脑上看到这些教学课程。然后我们想要分析这项干预措施将如何影响患者在白天进行这些日常活动的能力。

SW：这很有趣。您打算什么时候开展这个项目？

LM：我们希望能在 2016 年 2 月开始实施。

SW：前面您提到，在以患者为中心的护理领域还缺乏相关的研究。您是否觉得自己应该致力于推动老年护理的发展？

LM：是的。这也是它令人兴奋的地方。在提升老年护理质量以及吸引更多的人进入老年护理市场方面还存在众多可能性。如今，在瑞典，老年护理依然是一个地位低下的工作领域。

SW：您还有什么要补充的内容吗？

LM：作为一名管理者，我们更多的是关注家属的抱怨，以及社会媒体的报道。而我认为，倾听员工的意见也同样重要。管理者在护理设备、患者宣教和人力资源上投入大量资金。然而,你必须有较高的员工满意度来提供高质量的护理服务。当员工在照顾居民、做出临床决策,以及为家属提供支持的时候,每天都会影响你的预算结果。养老院的日常运营是复杂而艰难的。管理者必须通过支持和激励员工来维持运作。我认为管理者必须重新考虑那些外部因素对我们的影响,转而开始关注我们的员工。

SW:非常感谢您,琳达!

LM:索菲亚,谢谢!

(访谈结束)

第四部分

新技术

老年护理技术
——对博·伊弗森(Bo Iversen)的访谈

 背景

作为关于认知症护理的卓越案例研究系列的一部分,索非亚·威登前往丹麦,对一些公司和组织进行了访问。该项研究是北欧认知症护理研究的一部分。

在这次采访中,生活伴侣(Life-Partners)公司的销售经理博·伊弗森讲述了该集团最近推出的新软件和计划工具——智能生活(IntelligentLIFE)。智能生活是由 ANYgroup 和生活伴侣公司共同开发的。其中,生活伴侣公司之前开发了一个名为"生活管家"(Life Managers)的软件系统。而 ANYgroup 是智能传感器技术的生产商。这些公司共同为丹麦南部一家技术先进的老年护理中心——荣升养老院(Rise Care Home)提供服务。

2013 年,奥本罗市市长托芙·拉森(Tove Larsen)邀请生活伴侣公司为养老院提供一个创新的解决方案。博·伊弗森在本次采访中提出的创新重点在于与家属的沟通、用户的需求以及专业护理人员使用的护理计划的框架结构。通过使用大数据和算法,智能生活设计可以预防跌倒,设置被动和主动的警报,协助护理人员制定非药物干预措施,而不是依赖药物。这种类型的软件也可以帮助减少孤独感,因为它为用户提供了与家属和朋友联系的方式。该项服务是家属和护理人员制定日常护理计划以及鼓励患者参与更多活动的一种创新方式。

2 关于博·伊弗森

博·伊弗森是生活伴侣公司的合伙人。伊弗森先生还是智能生活系统的销售和市场部经理。在此之前,艾弗森先生曾在 B&C Textiler Aktiebolag 公司担任销售和贸易出口部经理。此前,他还成立了 Cost：bart 公司并担任其首席运营官。另外,伊弗森先生还拥有丹麦奥本罗市最大的体育用品商店——运动大师(SportMaster)。

3 访谈内容

索菲亚·威登(SW)：请介绍一下智能生活系统。

博·伊弗森(BI)：智能生活系统是由两家丹麦公司联合开发的新产品,一个是我所代表的生活伴侣公司,另外一个是 ANYgroup 公司。ANYgroup 公司专注于研发传感器技术。

SW：该系统是如何运作的?

BI：智能传感器技术可以生成警报并发现早期风险。生活伴侣公司为患者及家属、照护者以及政府围绕智能传感器来创建通信技术并设计计划。

SW：该项设计的用户是谁? 是住在家里的人还是养老院的居民?

BI：两者都是。我们从养老院开始推广。现在我们也在为那些住在家里的人提供服务。人们喜欢住在自己的房子里,加上政府没有地方容纳所有的老年人。于是,我们找到了一种方法来帮助人们在自己的家里待得更久。

SW：你们公司与政府有关部门合作多久了?

BI：已经三年了。我们共有九名员工。

SW：生活伴侣公司是谁创办的?

BI：是我的工作搭档,拉斯·杰森(Lars Jessen)。我们的公司成立于2009年。该公司正在研究健康和保健领域,并在健身中心和会员之间建立一个有效的沟通平台。当奥本罗市建造荣升养老院时,我们当时的市长托芙·拉森询问这里是否有愿意帮助政府的公司。我的同事拉斯联系了她。市长询问了关于改善养老院内部以及与养老院外部和家属沟通的情况。这就是我们合作的开始。

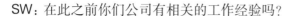

SW：在此之前你们公司有相关的工作经验吗？

BI：我们在保健方面有一点经验，但在老年护理方面并没有。我们的健身俱乐部里有许多员工，也有会员。然后我们又增加了家属之间的沟通。

SW：请讲述一下你们公司所提供的服务。

BI：我们把需要照顾的人放在设计的中心。这是非常重要的。很多其他的解决方案虽然也是这样说的，但事实并非如此。其他公司为员工开发计划工具。对我们来说，把住在家里的人放在中心位置是很重要的。对需要照顾的人来说，重要的是他们的社会和职业关系。我们将这些关系整合进一个解决方案，从而提升居民的生活质量，保障他们的安全。这适用于跌倒和其他危险的情况，也可能只是让他们感到安全，但安全意味着一切。

智能传感器可以安装在家庭或养老院的各个位置。一个人只需按一个按钮，然后说："我需要帮助。"一旦警报响起，照护者就会过来帮助该用户。你可以设置警报提醒家属、政府工作人员或照护者。如果你愿意，你也可以选择先向家属发送警报，然后再向照护者发送警报。

我们在床上和墙壁上也安装了传感器。一些老年人不喜欢在关灯后离开他们的床。传感器会探测到你离开床的瞬间。我们可以马上把廊灯或浴室灯打开。当你回到床上时，我们再把灯关掉。

我们还有一个用于炉灶的厨房传感器。它能分辨出烟和蒸汽。另外，我们有一个热传感器。如果热传感器变得太热，我们可以远程关闭炉灶。这项技术是智能的。它可以辨别一个人是在家里做饭还是忘记关炉子了。

SW：传感器技术的原理是什么？

BI：传感器技术依赖于算法。如果你在床上坐起来，我们可以检测到这一点。如果你不是坐着或躺着，那么我们就知道你不在床上了。传感器只记录运动。我们有一个软件算法来处理所有来自传感器的数据。这有助于我们及早发现跌倒。该算法会及时生成警报。

一个人可以离开自己的床而不触发警报。如果那个人在 10 分钟或 15 分钟内没有回来，我们将向照护者或家属发送警报。我们还可以在你离开床时立即发送警报；但如果你离开床，我们发现你在浴室，我们就可以重新开始计时。这些都是可设定的。传感器本身并不智能。传感器背后的算法是智能的。这也是我们如何使用它来进行早期风险的检测。我们有助于防止跌倒的发生。如果你晚上离开所在建筑，我们可以发出警报。

如果你一整天都不在厨房,你可能会脱水,你可能没有正常的吃喝。我们可以向员工或家属发出警告提示。如果在房间里有一个传感器,虽然看不到你是在房间的哪个方位,但是我们可以看到你在移动。对于早期的风险检测来说,也许监测睡眠是可以观察你身体状况的最好方法。这个算法可以了解你的睡眠状况。

SW:这个算法能识别出日常生活习惯的偏差吗?

BI:正是如此。在正常的睡眠状况中,传感器可以告诉我们你是否睡得安好。我们可以看到你是否即将生病,是否感到焦虑。如果你的行为偏离正常情况的百分之三十,我们会发送提醒。我们可以将设计用作对话工具。我们了解你生活中正在发生的事情。也许你通常一个晚上去一次洗手间。现在,你一夜起来四次。是因为你发生泌尿感染了吗? 出什么问题了吗?

一旦系统在你家里启动 24 小时后我们就有数据。两周之后,我们就会有更多的数据。我们可以为你制定个性化的护理计划。我们公司的博士可以通过分析该系统的数据进行定量研究。我们可以根据你的需要和数据调整药物或护理服务。任何带有 ZigBee 规格的设备都可以插入我们的系统,例如血液测量设备或可穿戴设备。ZigBee 是一种让两种功能相互连接的沟通方式。我们也可以使用其他格式,但是 ZigBee 比较通用。我想现在市场上大约有 2 000 种产品可以兼容。

没有人会监督你的生活行为。也没有人会知道你在日常生活中发生了什么。软件只是进行跟踪。你可以选择让我们在你的行为偏差大于 30% 的时候向某人发出警报。

SW:你们会收到用户的反馈吗?

BI:是的。我们收到很多关于使用我们系统平台的反馈。用户对它非常满意,尤其是警报服务。系统有助于制定更好的护理计划。有一位女士每天都痛苦不堪。照护者不了解她的诉求。我们的智能生活系统监测到她很痛苦。她一次只能睡 40 分钟。我们通知了照护者,他们请来了医生。医生给她开了新的药,她又可以重新睡着了。

对我们来说,最重要的是用来处理所有沟通和护理计划的算法和应用程序。这不仅是因为智能生活是一个警报系统——它不只是作为一个早期风险检测系统;它更是一个沟通平台系统,是一种社会媒介。这是一个整体的解决方案。

SW：请更详细地讲述一下社会因素的影响。

BI：你需要管理所有的行程，还需要通过某个系统或政府平台来购买食物。对于老年人来说，这是一件很棘手的事情。作为一名子女，你乐于帮助你的父母，但是由于距离的原因，这可能非常困难。你给他们打电话，并带他们去赴约。

对此，我们推荐他们使用一个只需单次登录的应用程序。然后他们就可以把所有的行程计划存放在这里。他们可以打开应用程序，然后制定计划。我们可以和政府部门联系，也可以和家属交流。用户可以通过程序看到子女、附近的家人，甚至邻居。这也包括朋友、老同事和志愿者。有很多组织想要为此提供帮助。但是，他们很难与那些出门困难的老年人进行沟通。一旦他们开始出现认知症状，他们就很少出门了。所有的家属都想帮助需要照顾的人。他们只是不知道如何帮助或如何制定护理计划。也许你作为一个女儿，这周想去看望你的父亲。使用了我们的系统以后，你就可以从计划表中看到父亲的邻居星期一来拜访，他的另一个朋友星期二来拜访。然后你就知道如果你在星期三或星期四来可能会更好。

SW：协调很重要吗？

BI：是的，非常重要。如果你不和你父亲住在一起，你会感到焦虑。他跌倒了吗？他早上起床了吗？他现在怎么样了？如果他能佩戴一个小的传感器，那么你就能知道他是否跌倒了，同时会收到警报。他晚上出去了吗？你也会想知道。与认知症患者生活在一起是非常困难的。现在他们不能再自己系鞋带了。与需要照顾的患者同住的家人一直在不断适应疾病的发展，并改变照护方式，所以他们的压力可能会很大。我们为他们安装了智能生活系统，这样他们就可以让认知症患者独自待在家里。他们可以打开系统，离开家去参加社交活动或做其他事情，然后带着美好的心情回家，继续照顾认知症患者。如果患者在家中跌倒或离开房子，我们会通知邻居或照护者或其他的任何人。这对患者的家属来说很有帮助。

SW：您的系统是为轻度认知症患者设计的，还是专门为重度认知症患者设计的？

BI：我认为你需要从两个方面来看待它。一方面，你越早开始使用这个应用程序，老年人就越容易学会使用它；另一方面，我认为最需要学习的人是照护者和家属。一些认知症患者无法使用该系统。一些患者有时可以使用，而有时不能。也许他们可以和照护者或家属一起使用它。

有认知症患者在使用我们的系统。这对年轻人来说会容易得多,因为他们一直在使用新科技和应用程序。我爸爸六十七岁。两年前他退休的时候,我们一起出去买的第一件东西就是一部智能手机和一部平板电脑。现在他一直在用。我们已经开始就他是否应该尝试一下这个系统而进行讨论,这样我们就可以知道他的生活中发生了什么。目前在他仍可以自己打理一切事情的时候,我们应该帮助他学习这个系统吗? 我们什么时候开始使用它? 我们希望能够提供帮助,尤其是他住在离我们有一个半小时路程的地方。我们想知道他的生活中发生了什么事情,这很重要。我们并不是监视他,只是想要给他帮助与支持。

如果你大致地浏览一下这个系统,就会发现它是多么的直观。所有联络者都有不同的代表颜色。粉色代表照护者,蓝色代表家属,黄色则是其他人。当你选择其中一个颜色后,就可以编辑一条消息或发送一个视频请求,这样你就可以谈论当前面临的问题。

SW:你们的系统支持聊天功能吗?

BI:是的,有这样的解决方案,当你使用视频和通信时,将获得一定程度的安全性保障。不仅是患者和家属使用这些功能,政府部门和照护者也参与其中。因此,你的安全性也提高了许多。所写的聊天内容可以很容易被理解,同时,编辑一条新信息也很容易。你只需要从你的联系人中选择你想要发送消息的人就可以了。然后你就可以直接编辑信息内容。你也可以通过平板电脑或智能手机来发送语音和接收信息。

SW:可以语音留言吗?

BI:当然。还可以使用图钉板功能。这有时被称为脸书的老年版本。丹麦的许多家庭都有居家护理服务。当护理人员在家中或在养老院的公寓里时,他们可以在一本通讯簿上给家属留言。例如,像是患者可能需要洗发水或其他物品之类的消息,或者不管那天发生了什么事情,都可以写在上面。但是,作为家属,你必须要在房间里才能读到通讯簿上的留言。为此,我们创建了这个图钉板。它就像脸书一样,你编辑一条消息,然后发布,所有人都可以对此发表评论,就像话题一样。这将是一次与这名患者的所有联系人的即时通信。他所有的联系人都可以点击进去,看看图钉板上发生了什么。他也可以自己在上面编辑信息。同时,家属和照护者也可以一起使用。有些人把它作为购物单来使用。我们有一些真正喜欢使用图钉板的老年用户。他们一天写十篇文章。这使得家属可以得知他身上所发生的事情。这也让他们与孙辈有了更好的联系，因为他们的孙辈的流动性要强得多。

SW：一名用户可以与另一个用户建立联系吗？比如说，一个住在养老院的居民可以与另一位住在养老院的居民加好友吗？

BI：当然可以。另一项在养老院很受欢迎的功能是菜单。他们可以查看早餐、午餐和晚餐的菜单。例如，他们会发布午餐要吃的食物。他们会给它拍照。如果是胡萝卜，就会有胡萝卜、肉和土豆的照片。我认识的一位女士经常这样做。每天早上，她会走进来说："今天午餐吃什么？"此外，照片说明中还包括对食物的描述。

如果你要带你的父亲去参加聚会，或者你要带他外出旅行，那么就可以在系统里写道："我要取消我父亲星期六的午餐预约。"于是你就不需要打电话给养老院告诉他们："星期六你们不需要为我父亲做午饭。"你会看到周六午餐预约的选项没有被选中，并且你会收到一条确认信息，说明他那天不会来吃午饭。另外，作为家属，你也可以为自己购买额外的一份饭或咖啡或其他食品。你可以说："我要和我父亲一起去吃饭。"于是，你就可以直接去那边吃饭，并购买你自己所选择的食物。另外，我们的系统中还包括个人相册，用户可以在那里放上他们的培训计划或全家福。

SW：您住在家里的父亲可以通过系统呼叫他的家庭护士或医生吗？

BI：我们不能呼叫他的家庭医生。当地政府购买了这个系统，而他们目前只雇佣护士。你可以与这些护士进行直接沟通。

SW：那全科医生可以购买你的系统并登录吗？

BI：是的。我们的商业战略包括两个部分。其一是把我们的系统出售给政府和小型私人护理机构使用。其二是直接向消费者销售系统。无论是个人还是护理系统都希望能够远程监控和评估他们的照护者（或员工）。我们的系统还允许住得很远的用户让邻居参与他（或她）的护理服务。

我们正在我居住的街道上使用这个系统。一位老妇人最近成了寡妇，她的两个儿子住在离这里两个小时车程的地方。她患有帕金森病，还有一点认知症。她在附近有朋友。我们都与这个系统相连。我们利用这个系统来了解她的情况。她的儿子可以跟踪她的病情进展，并决定她何时以及是否需要更多帮助。最终，我们希望当地政府能够购买这个系统，这样她就可以在需要的时候得到护理服务和居家护理。

SW：您认为医院和全科医生在未来会以这种方式互相联系吗？

BI：我认为那是未来的事情。也许患者会使用我们的系统，而医院或全科医生会使用另一个更适合他们需求的系统。然后我们需要协调沟通。这可能是一个解决方案。我有一个朋友是医生。他说："我所做的一切都是有报酬的。如果我需要到护士那里使用另一种方法，那么我将在两个不同的系统中工作。最终，我也会得到更多的钱。"这说明了该项技术还没有得到整合。

SW：医生回复邮件或接电话也可以获得报酬吗？

BI：是的。我们已经启动了一个家庭福利项目，例如，我们可以让这个系统帮助一个照顾生病孩子的家庭。许多不同领域的医疗专业人士会联系孩子的父母。物理治疗师或护士会为家人提供医疗预约。而这个家庭需要安排所有的预约。他们需要这些帮助。

SW：他们会用这个系统来制定计划吗？

BI：是的，作为一个计划制定者。20个不同的专业人士想要联系这个家庭。他们刚刚得知这个家庭中的孩子生病了。这个家庭非常悲痛。现在他们需要处理所有的一切。在这三个月里，你并不只见这些专家一次，而是要见很多次。然后你需要学习如何给孩子吃药，护士什么时候来，以及一些其他的事情。这个系统可以帮助家庭制定所有的这些计划。

SW：你们在国外也提供这些服务吗？

BI：是的。我们也在德国和挪威提供服务。我们有自己的发展战略。我们的客户遍及丹麦、德国、挪威和格陵兰岛。今年3月，我们在德国获得了老年护理创新奖——这是欧洲最大规模的老年护理会议。

SW：感谢您的宝贵时间！

（访谈结束）

荣升养老院(Rise Care Home)

——对克尔斯滕·斯普林堡(Kirsten Springborg)和梅特·
帕里克·奥莱森(Mette Pawlik Olesen)的访谈

1 引言

ACCESS 医疗集团访问了丹麦,作为关于认知症护理的卓越案例研究系列的一部分,对丹麦的公司和组织进行了研究。这项研究是北欧认知症治疗研究的一部分。

荣升养老院致力于站在认知症护理的最前沿。这家养老院由八所住宅组成,每所住宅里有十二位居民。荣升养老院 80% 的居民都患有认知症。那些患有认知症并伴有极端症状(如攻击性)的居民,与其他老年居民分开,住在独立的住宅内,从而确保为他们提供适当的生活环境。这个独立的住宅被分成两个较小的护理单元,每个护理单元最多容纳六名居民。

2 关于克尔斯滕·斯普林堡

克尔斯滕·斯普林堡是奥本罗市的保健信息技术协调员。她担任这个职位已经五年了。在此之前,斯普林堡女士在奥本罗市做了六年的项目协调员。在担任这一职务之前,她是该市的地区代表之一。

3 关于梅特·帕里克·奥莱森

梅特·帕里克·奥莱森是一名变革和流程顾问。她的核心专长是战略沟通、危机沟通和变革沟通。她在奥本罗市工作了大约两年。在此之前，帕里克·奥莱森女士曾于日德兰半岛南部医院（Sygehus Sønderjylland）担任沟通协调员。

 访谈内容

"触摸和游戏"软件

"触摸和游戏"（Touch and Play）软件是为荣升养老院的居民设计的大规模的信息技术产品。该软件的开发是为了帮助老年人和认知症患者进行认知训练。居民可以自行走向大型触摸屏并启动应用程序。居民可以玩游戏、看电影、听歌曲，并访问一系列其他的应用程序。"触摸和游戏"是在与私立机构的紧密合作中开发的。这是荣升养老院为居民提供声音、音乐和运动刺激的一种方式。

健身房、锻炼身体与增强体力

荣升养老院为居民提供了一个健身房。在这里，居民可与物理治疗师及全科医生合作，从而增强体力，并减轻认知症的某些症状。该养老院已经向特里格基金会申请了一笔钱来开发一项新的锻炼项目。居民可以报名参加这个项目，得到有关锻炼的帮助，并加强自己的力量。全科医生测量锻炼结果，如增强体力和平衡力的情况等。健身房里有一棵"激励树"，每位居民在完成一项日常锻炼后都可以挂起自己的名牌。荣升养老院的各个护理单元每个月都在争夺一个奖项，该奖项颁发给居民锻炼最多的护理单元。另外，养老院的员工也可以使用健身房。

机器宠物伴侣与生活

荣升养老院认为，动物可以使人们平静下来。出于这个原因，他们把豚鼠和仓鼠饲养在养老院中。居民们和员工一起喂养和照顾动物。这些动物生活在一条走廊的中间处。另外，养老院还购买了帕罗。它是一只机器海豹，可以和任何拿着它的人进行互动。通过与帕罗的互动，压力大的居民可以变得更加平静。不过，居民必须与经过培训的员工一起与帕罗互动。除此之外，养老院还拥有一只机器小猫。

荣升养老院相信，一个全面的技术战略应该包括与员工一起应用技术。技术应该成为日常护理的一部分，而不是作为个人护理或温暖双手的一项替代品。

北欧保健摇椅

荣升养老院还配有北欧保健摇椅。居民可以躺在摇椅上休息、听音乐,感受海浪的节奏。这些刺激有助于缓解焦虑或其他认知症状。当患者躺在摇椅上时,养老院的专业护理人员会来到他们身边,这些护理人员接受过如何传递感官刺激的按摩培训。当患者躺在摇椅上时,护士会按摩他们的双手、胳膊和双腿。而摇椅的位置正好可以欣赏花园的美景。

窗户和花园

荣升养老院的落地式窗户从地面一直延伸到天花板,大多数有两米或更宽。养老院的房间又大又宽敞。整栋建筑被绿地、花园和草坪环绕。那里的门一直是打开着的。居民可以自由进入花园散步,但一旦有居民离开花园,GPS 传感器警报系统就会向工作人员发送一条提示信息,告知他们有居民正在离开养老院。因此,既可以让居民体验自由,又可以让工作人员持续监控。

多感官训练室

荣升养老院还有一个用于居民放松和体验的房间,称为多感官训练室。在这里,每位居民都可以体验到不同的感官刺激。在荣升养老院的多感官训练室内,居民可以体验一系列的感官训练活动,比如坐在一张按摩椅上,或者把手指放在沙子和贝壳里。居民也可以选择看一场风景优美的电影,观察各种颜色的灯光,躺在床垫上,或者在身上盖一条针织毛毯来安抚自己。更令人兴奋的是,居民可以看到五颜六色的喷泉,听到水声。这个体验室是荣升养老院愿景的另一部分,它能刺激一个人的所有感官,并减少认知症所带来的负面症状。

保健室

荣升养老院有一间保健室,里面设有泡泡浴、美发设施和其他相关服务。保健室旁边是一个宽敞的花园。

花园

荣升养老院有一个新种植的苹果园。花园俯瞰着周围的田野。花园里有一个音乐区,居民可以自行使用户外的乐器演奏自己的音乐。居民可以躺在大树下仰望天空,在花园里散步,并坐在属于自己的户外地带。这家养老院将室内与室外环境成功地相互融合,且相互补充。

荣升养老院的设计中包含了独立门户的小型住宅。然而,由于养老院总共有 84 位居民，所以还是需要利用大规模经营模式来发挥一些规模优势。在政府的支持下，这里的工作人员不断努力开发并采用新技术。

总而言之，荣升养老院是丹麦乃至全世界养老院的典范。

（访谈结束）

奥本罗市政府

——对雅各布·金达尔(Jakob Kyndal)的访谈

① 背景

作为关于认知症护理的卓越案例研究系列的一部分,ACCESS 医疗集团对丹麦的公司和组织进行了访问与研究。这项研究是北欧认知症治疗研究的一部分。

奥本罗市位于丹麦南部地区。它最大的城镇和市政委员会都在沿海地带,该市覆盖了丹麦与德国接壤的大部分地区。从 1864 年到 1920 年间,该地区是普鲁士的一部分,在石勒苏益格-荷尔斯泰因州(Province of Schleswig-Holstein)内,在第一次世界大战结束之前是德意志帝国的一部分。直到 1919 年的凡尔赛会议上才决定应该在石勒苏益格州举行公民投票,从而确定丹麦和德国之间的分界线。最终的投票结果决定,从 1920 年开始重新由丹麦统治该地区。这段历史造就了该地区拥有一个德国的少数民族,直至今日,这个少数民族的很大一部分居民都生活在奥本罗市,这里同时也是少数民族的政府所在地。在两次世界大战期间,奥本罗市还接待了德国的少数派政府。

随着 2007 年丹麦市政改革,通过合并形成了一个新的更大的奥本罗市。如今,该市的占地面积为 940 平方公里,是丹麦第九大城市,总人口约为 6 万。目前的估计表明,该市人口预计可能在未来 10 至 20 年内趋于稳定,不过,总体人口结构的变化可能会导致老年人口的比例略有上升。直至今日,奥本罗市的 65 岁以上人群的比例略高于全国平均水平。

2 政府职责

丹麦的医疗体系是一个三足鼎立的结构——第一个支柱是由五块地理区域组成的地方医疗机构,负责的是二级和三级保健服务;第二个支柱是丹麦98个政府医疗机构,它们负责提供医疗保健和各种社会与老年人护理服务;第三个支柱由全科医生团体组成,他们提供私人医疗服务。

总体来说,丹麦的公共医疗体系是高度分散的。它的设立原则是尽可能多地在当地社区中提供医疗服务。实际上,这意味着大量的公共医疗服务和活动需要由政府提供。在市议会的管理下,当地政府的主要职责包括医疗保健和社会护理服务、就业刺激、行业整合、工业和经济发展、环境与技术服务、文化服务和娱乐产业,以及小学教育和日托照护。医疗保健和社会护理服务包括康复,居家护理,老年人、残疾人和精神疾病患者的健康促进与护理服务,以及养老院和专科医疗机构的管理。除了提供初级保健和医疗保健服务,当地政府还为区域内的医疗保健服务提供20%的资金。实际上,这意味着,如果一位当地公民住院,政府将承担其20%的住院费用。这同样也适用于老年人。这样做的目的是促进公民的健康,激励他们继续在奥本罗市过着积极向上、健康和独立自主的生活。

奥本罗市政府的社会关怀和医疗保健主任雅各布·金达尔管理着一家拥有一千七百余名员工的医疗组织。该组织的服务集中在三个主要的部门——一般护理和老年护理部门、卫生与预防部门,以及残疾与精神病护理部门。当地政府致力于以统一的模式来提供以人为本的护理服务。目前,政府还面临着日益复杂的医疗保健服务需求的挑战,包括从结构和人口方面所带来的挑战。

如今,越来越多的丹麦人患有慢性疾病。2005年,将近40%的成年人患有慢性疾病。根据目前的估计,到2020年,将有近45%的成年人患有慢性疾病。

奥本罗市政府采取了一种战略方法来应对当前与老龄化相关的人口结构上的挑战。首先,政府希望通过刺激福利机构来鼓励创新。他们通过培育一个当地的创新性生态系统,以及参与公私机构合作的创新性伙伴关系来实现这一目标。在公私机构的合作伙伴关系中,当地政府资助创新性的解决方案,并在护理机构中进行开发和实践验证。辅助生活专业机构通过以实践为导向的方法，与居民和护理人员一起创造新技术。其中，公民是这个创新过程中必不可少的一部分。

此外，政府还致力于注重组织发展和从根本上提供以人为本的护理方法。作为这项工作的一部分，奥本罗市建立了一个专业康复中心和一个急症护理中心。该中心与医院的急诊科合作，为需要紧急护理的个人提供帮助与支持。当地政府还在扩大中等医疗机构的护理水平，并在精神护理领域进行投资。辅助生活技术和数字解决方案是奥本罗市不可或缺的一部分。当地政府长期以来一直吸引私立机构的技术创新人员参与工作，并努力提升服务的灵活性和创新性。奥本罗市通过与私立机构建立合作伙伴关系，从而帮助老年人尽可能长时间地在家中独立生活。

目前丹麦公民的退休年龄是 67 岁。政府正在讨论将年龄提高到 68 岁的提案。很明显，丹麦的医疗体系需要重组和改革。

在本次采访中，雅各布·金达尔描述了丹麦的医疗体系结构在服务协调上面临的挑战。

③ 关于雅各布·金达尔

雅各布·金达尔是一名政治学硕士，7 年来一直担任奥本罗市的社会关怀和医疗保健主任。金达尔先生曾于 2007 年至 2009 年担任该市的医疗保健主任。他还在 2003 年至 2006 年间担任勒泽克罗市（Rødekro）的执行理事。在加入当地政府最高管理层之前，金达尔先生曾在丹麦的国防部工作过，在那里他担任过许多职位，包括在北约（NATO）的丹麦代表处工作三年的经历。

④ 访谈内容

雅各布·金达尔（JK）：丹麦有三级政府机构：国家、区域和当地政府。我认为这一体系与瑞典及欧洲许多其他国家的体系相似。也就是说，该体系的核心是当地政府。这与技术的涌入有点关系。需要强调的是，由于我们位于德国和斯堪的纳维亚的边界，所以无论是在精神上还是在地理上，都处于关口的位置。这是我们的成长战略之一。我们利用医疗保健技术来促进当地经济的增长。这就是当地政府的任务。

在当地政府中共有五个部门。其中三个主要的运作部门是一般护理和老年护理部门、卫生与预防部门,以及残疾与精神病护理部门。这三个部门总共有近1700名员工。此外,我们还有一个康复与转诊部以及一个管理与组织发展部。这两个部门总共大约有100名员工,主要负责转诊、全面管理、指导和沟通服务。大多数城市中都有与医院互相合作并获得支持的全科医生来作为服务的协调员。我们的全科医生不像在挪威那样由当地政府来雇用。在挪威,政府将付给那些全科医生每周20小时的工资。希望我们能在几年后也可以做到这些。这样你就有了一个本地的医疗体系。

在丹麦,我们有三个独立的部门。我们负责区域层面的医院管理。除此之外,这里还有私立医疗机构和全科医生,以及市级政府。我们在这三个部门之间进行了大量的服务协调工作。实际上,这两个公共部门都参与其中。我们试图通过其他方式让私立医疗机构也参与进来,但他们通常受限于不同的法规和激励措施。因此,我们的任务分配机制是有规定的,我们与他们建立了合作伙伴关系。

索菲亚·威登(SW):所有组织的运作模式都是相同的吗?

JK:并不是。在战略方面,我们的区域和当地政府面临着几乎相同的挑战。人口是个大问题。然后是我所说的来自医疗体系的结构性挑战。这些都是内在的管理问题和经济挑战造成的。我们正在为预算减少、需求增加以及医疗保健服务复杂性带来的挑战而苦苦挣扎。我们正在尽自己最大的努力解决问题,并希望可以与合作伙伴一起来解决问题。

SW:你们会在当地政府层面独立提高税收吗?

JK:是的,提高税收是为我们的日常工作提供资金的重要部分。结合前面提到的挑战,唯一的解决办法就是让公民自己做更多的事情。我们通过从社会中获取新的资源,在医院和当地政府较少支持的情况下,使公民能够更健康地生活。在国家层面上,劳动年龄人口根本没有增长。与此同时,我们的老年人口却在大幅度增加。那谁来赚钱养活那些需要照顾的人?同时,国家对提高税收的总体幅度有严格的规定。

劳动人口已基本停止增长。而未来,80岁以上的人口比例将大幅上升,65岁至79岁的人口比例也将大幅上升。在其他条件相同的情况下,这些人群将会花费更多的钱。这是我们国家正在面临的情况。我相信这与德国人和斯堪的纳维亚人现在所看到的情况非常相似。我们也面临着同样的问题。如今的福利政策正处于紧张状态。

相对而言，人们开始劳动的年龄正在提前，而老龄化人口比例正在上升。许多人无法找到工作，他们需要更好的教育或接受不同的教育，还有人暂时生病或没有工作能力。当我们在谈论全民医疗方案时，我们想做的是确保下一代年轻人都能接受教育。教育和健康之间存在着相关性，这一点毋庸置疑。它将从年轻时期开始产生影响。如果他们出去找一份在私立医院当护士的工作，那么就可以为其他人赚一些钱。对于那些有工作但不能坚持下去的人，我们尽可能地为他们提供支持，并让他们尽快恢复投入工作。

我们刚完成了一项针对有精神问题的年轻人的研究分析。在 18 岁到 25 岁的年龄段中，患有某种精神疾病的人数从 2012 年到 2015 年翻了四倍。我们需要在他们成为未受教育的成年人之前就进行干预。对于如今寿命更长的老年人来说，65 岁并不算老。因此，我们可能会延迟退休的年龄。当你在 65 或 75 岁时，仍然是我们其他人的资源。这样，我们就可以为大多数老年人提供支持。

SW：丹麦的退休年龄是多少岁？

JK：目前是 67 岁。我认为新政府执政后将会延长至 68 岁。如果你在全国范围内对 2020 年慢性疾病的预测进行研究，就会发现患有一种或多种慢性病的成年人口增加了近 45％。这是另一个值得关注的领域。如果你把它和我们当地的人口数联系起来，从数学上来说，这意味着患有一种或多种慢性病的人数将从现在的 4 100 人上升至 2025 年的 7 800 人。我们正致力于尽早地从医疗保健和预防方面入手，为人们提供帮助。

我们已经开始采取战略方针来管理未来。许多城市也有一些类似的做法。我们需要彻底改造福利制度，并且要与那些将受到影响的人们共同努力。这个方针的名字叫"共同创造"。我们已经开始了一项新的使命宣言，该宣言将使我们部门的 1 700 名员工专注于同一项任务，而不是让每位员工都在不同的方向上奔波。我们试图做的是向各个领域灌输同样的心态，一种多领域共建合作、共同专注于公民个体康复的心态。

我们在辅助生活技术和发展方面采取务实的态度。我们把它作为日常业务的一部分。我们不会只是在实验室里完成。我们让工业单位去做。例如，他们可以去欧登塞（Odense）研究机器人。我们尝试做的很简单——与市民协同共同发展。我们邀请工业单位来找我们谈合作，因为在这里，我们可以提供一个自然、实用、以人为本的环境，在这里，他们可以直接与那些将要使用他们的解决方案的机构一起工作。我们大家一起合作，共同开发解决方案。

我们根据人们的需求来开发技术。这就是我们所采取的方法。它是为满足以人为本的医疗保健服务的需求而定制的。这就是我们开发新的福利和医疗解决方案的办法。我们用一个共同的使命宣言，使每个参与者都聚焦于一个相同的概念，即这是关于什么的目标，以及我们如何去实现它。使命宣言指导我们如何运营一个复杂的机构，它由许多具有不同专业背景的人员组成，在大量的计算机系统上运行。

我们共有1 700名员工，他们可能拥有不同的教育背景。问题是，我们应该如何利用这些差异？我们聘请了一批实践中的专家和市民一起寻找新的解决方案。为了让他们能够一起工作，我们需要在员工中培养一些新的胜任力。为了让经济利益可以更好地造福于每位公民，我们也需要改变自身的经济管理方式和报销体系。它需要一种价值驱动的方法。我们需要在满足公民需求的同时创造价值。为此，我们正在开发以高效管理为基础、以效果为导向的系统。这就是我们所说的360度的组织方法。你必须改变文化、胜任力和信息技术。

未来，我们需要培养跨领域的胜任力。我们有来自大学、学院和学校的新员工，我们还有目前已经雇佣的大多数员工。那是两个不同的群体。我们需要确保已经在这里工作10～15年的员工也能掌握最新的专业知识。与此同时，我们需要赋予他们权力，让他们能够跨领域地与其他学科合作。对于医院和国家主管部门强加给我们的新任务，我们需要采用新的专业来应对。我们采取三个层级的方法来发展胜任力：基础、跨领域和专业领域。

例如，为了提升医疗保健机构的发展速度，我们需要在政府医疗机构中建立急症护理单元，以便在住院前和住院后与医院合作。这需要新的特殊技能来支持患者在家中的治疗和康复，也需要拓宽基础护理和护理技能的范围。我们要考虑疾病的早期干预和早期诊断。我们的理念是必须在早期预防和早期诊断等方面取得成功，甚至是在诊断之前的一步，从而尽可能地避免住院的发生。

当地政府在未来必须发挥更大的作用。我们需要在市民出院之后增加一个中间步骤,然后再把他们送回自己家中或养老院。我们需要一支专业的团队来支持他们在家中的持续治疗或康复服务。急症护理服务是这里的一个跳板,在把市民送回家之前先把他们送到医院。我们有专业的康复中心来应对这些挑战。另一方面,负责早期预防的工作人员可以将患者送往急症护理或康复中心,从而可以避免将所有的患者都送往医院。

SW:在这种情况下,资金会流向当地政府吗?

JK:当我们谈论新的任务和不断增加的复杂性时,最大的问题是有多少钱给医院,有多少钱给当地政府。我们并没有得到足够的资金,这意味着我们必须以创新的方式找到新的解决办法并降低每次干预措施的支出成本。

SW:你们有国家资金的申请渠道吗?

JK:有的,申请资金很复杂。如果法律发生了变化或者责任发生了转移,在某种程度上,资金会跟随新的责任发生转移。大多数情况下,中央政府和各部门都有自己的资金分配机制。他们会拨出一定数额的资金,就像他们最近为年迈和弱势公民所做的那样。然后,他们会对该指定用途寄予一些期望:"你需要把这些钱花在急症护理服务上。你需要把这些钱花在发展胜任力的培训上。"在某种程度上,所有这些建议都是受欢迎的,因为98个城市有98个不同的优先事项。同时,为当地政府保留当地优先事项的决定权利和义务是至关重要的,比如把钱花在年轻人身上,而不是老年人身上。

我们正在国家和地方资金的基础上扩大急症护理服务和养老院的建设。认知症也是一样,我们可以申请不同的资金来源。我们已经这样做了,也已经收到了资金。这是一个由欧盟赞助的项目。德国和丹麦的集团、疗养院、当地政府和教育机构都在致力于为认知症患者开发新的解决方案。在未来三年内,我们这个项目总共将有1800万丹麦克朗(约合250万美元)的预算。其中的40%由参与的组织赞助,另外60%则来自欧盟。

SW:如果他们赞助该项目3~5年的开发,你们会承担那以后的费用吗?

JK:这是棘手的部分。如果你没有得到持续的资助,或者你没有以某种方式使项目可持续发展,那么所有这些临时的资助安排都会带来问题,这通常是一个挑战。

SW:急症护理项目是否会为地方医院省钱?

JK:会的,只要我们能预防或缩短住院时间。急症护理和专业康复中心是我们日常工作的一部分。当地政府将永久资助他们。在建成最初的一两年中,我们获得了外部资金支持。我们设法使这笔资金的投入持续下去。它也为我们省钱。我们共同出资支付我们医院总费用的 20%。

SW:这是让他们持续下去的动机吗?

JK:这就是当地政府财政的表现方式。为了让那些不阻止最弱势的老年人住院的地方政府付出更高的代价,中央政府将纠正原有机制。这将是 2018 年开始实施的新医疗体系,它改变了激励机制,把重点放在了老年人身上。

SW:人口结构的发展情况会影响到你们吗?

JK:是的,作为一个以农村为主的地方政府,我们这里的老年人口比例高于大城市。

我们正在努力建立一个合作伙伴网络。其中一个挑战是我们希望一些医疗集团可以搬迁到此,在这里纳税,并在这里创造就业机会。竞争是激烈的,这些集团都会有一定的要求。

在过去十年中,我们看到地方医疗保健机构的教育水平有所提高。我们致力于招聘和留住这里的员工。随着将某些医疗任务移交给当地政府,我们需要加快步伐。这种变革或多或少还在增加中,但它肯定是一种趋势。我们将各种培训专家和治疗师的人数增加了 20%~25%。护士是一种稀缺的资源,所以我们需要与医院争夺那些最好的护士。同时我们有传统的居家护理,这在丹麦仍然很普遍。

然而,由于当地政府医疗机构的护理工作的复杂性和新任务的不断增加,我们对新入行的护士更具吸引力。

SW:专注于更专业的技能会吸引他们吗?

JK:它会发出一个信号,告诉他们这里有更复杂的任务。你可以在我们的医疗机构中同时发展纵向和横向的职业生涯。你甚至可以跨机构执业,因为你与全科医生的联系会更多。全科医生非常重视我们需要更多护士这一事实。我们的护士几乎在所有方面都为医生提供支持。我们实际上可能会与私立机构展开竞争。另一方面,在地方医疗机构工作更有吸引力。就所需技能的数量和需要照顾的市民人数而言,这里比医院拥有更多的可能性。

我们不知道如何吸引年轻人,但我们能够很好地适应这个挑战。在过去的十年中,我们看到了新护士人数的增加,但这是相对而言的。此外,我们还看到拥有各种医疗保健硕士学位的员工数量有所增加,大多数是在公共卫生领域。十年前我们还没见过这么多。这是一种新趋势。当我们看到现在员工的年龄时,我们看到了另一个挑战。十年后,这些员工中的许多人将不再在这里。因此,我们非常专注于培养年轻一代。

SW:感谢您的时间。

（访谈结束）

第五部分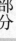

居家护理

社区护理模式

——对乔斯·德·布洛克(Jos de Blok)和格捷·
范·罗塞尔(Gertje van Roessel)的访谈

1 引言

以下是对布尔茨格(Buurtzorg)创始人兼首席运营官乔斯·德·布洛克的采访摘要,以及对布尔茨格的护士辅导员兼国际交流负责人格捷·范·罗塞尔的采访记录。该访谈突出了布尔茨格的理念和居家护理的工作模式。布尔茨格的护理模式正在全世界范围内被效仿。

布尔茨格(荷兰)是一家非营利性的居家护理服务提供商,以提供高质量、价格合理的老年护理服务而闻名。"Buurtzorg"在荷兰语中的意思是"社区护理"。该组织以社区资源为中心,其服务对象包括家庭成员和邻居在内。

布尔茨格于2007年由一个小型护士团队在荷兰的阿尔默洛市(Almelo)建立,并且发展迅速。截至2015年10月,该组织共有约8 000名护士,组建了700支护理队伍,照顾6.5万名患者。该组织正在扩展到其他国家,包括瑞典、美国和日本。荷兰许多其他居家护理组织正在采用布尔茨格的护理模式的多个方面。该组织致力于提供以患者为中心的护理,并关注患者需求以及他们的资源和网络。布尔茨格还以其专业人员而闻名,尤其是护士。该组织由10~12名护士组成的团队形式进行工作。这些护理团队是自行组织的。每位护士都是管理者。组织的精益模型是其成功的关键之一。间接成本约为8%。在2012年的全国护理质量评估中,布尔茨格在所有居家护理组织中的患者满意度排名第一。此外,它还被荷兰的Effectory公司评为2011年、2012年、2014年和2015年的荷兰最佳雇主奖。Effectory公司是一家收集、分析并利用荷兰员工和客户反馈的公司。

布尔茨格将所产生的盈余收入用于资助创新和扩张。护理模式的核心原则之一是发展患者的自身能力来照顾他(或她)自己。当患者能够实现自我照顾,不再需要护士时,护理的结果被认为是成功的。

② 关于乔斯·德·布洛克

乔斯·德·布洛克是一名受过专业培训的护士。他拥有一个医疗创新学位,最近还获得了工商管理硕士(MBA)学位。德·布洛克先生在社区护理方面有丰富的经历,包括提供直接护理服务和担任护理管理的工作。2000 年到 2003 年,他在全国地区护士协会中发挥了重要作用。他领导了一场由社区护士负责的自我专业发展的运动。德·布洛克先生致力于为初级保健领域中护士的角色创造一个清晰的愿景。

2007 年,他和四名专业护士组成的团队一起成立了布尔茨格。2011 年,德·布洛克先生被评为荷兰最有影响力的医疗保健领袖。同年,布尔茨格第一次获得荷兰最佳雇主奖。德·布洛克改变了荷兰的家庭医疗保健体系。如今,布尔茨格的已经发展到拥有约 8 000 名护士,其团队遍布于荷兰、瑞典、日本和美国各地。

③ 布尔茨格的理念

用德·布洛克先生的话来说,"社区护理的理念是调动现有资源,创造自给自足的生态系统环境。在这些环境下,专业护理服务是人们唯一需要的护理支持。重点必须放在维持这些动态网络的建设上"。

德·布洛克描述了布尔茨格的核心价值观:"我们试图做的非常简单。在医疗保健系统中什么是重要的? 当人们遭受残疾、疾病或其他健康问题时,应该便捷地得到应有的支持。"他接着说:"我们需要合格的医生、护士和其他医务人员。布尔茨格最初的想法是关注人们的生活质量和健康状况,以及每位客户的医疗成本。如果你对生活质量有一定的标准,那么你就可以判断每位客户的合理成本是多少。"

德·布洛克解释说:"生活质量可能很复杂。我尽量使它简单。生活质量给人们带来满足感,并使他们能够照顾好自己。生活质量来自那些有足够的社会交往联系并在生活中与他人有充分交集的人们。布尔茨格帮助人们实现高质量的生活。我们关注的是使人们能够实现自我照顾的干预措施。自我照顾会减少住院时间。我们与受过培训的人们一同合作,在他们自己的社区内建立动态的社交网络。

在谈到他对待员工的独特方式时,德·布洛克说:"我们需要为医护人员提供足够的自由,让他们去做自己认为可以帮助患者的事情。我们需要相互合作。目前的医疗保健问题不是一个人能独立解决的。我试图让每个人都参与进来,包括患者和护士。如果一个社区的几个人都在为解决同样的问题奋斗,我们就可以制定集体计划来支持这些患者。我认为,我们已经开启了一个重要的进程,从而引发了一场关于我们如何做到这一点的公开讨论。"

德·布洛克认为,重要的是简化医疗保健系统。"试着去了解一个人的需求和另一个人的给予之间的关系。医疗保健服务就是在这个过程中发生的。我建议你读一下弗雷德里克·莱卢(Frederic Laloux)所著的《重塑组织》一书。这本书将帮助你理解简单的医疗保健的运作流程。莱卢从组织的角度写了这本书。他认为目前组织的运作方式会导致很多问题。社会需要基层思考。重点应该放在日常工作上。《重塑组织》描述了这种实践模式是如何发展成一种更高层次的意识,通过不同的自我管理层面而组织起来的。这本书是畅销书,销往世界各地。《重塑组织》是关于这个主题的最好的作品之一。"德·布洛克先生接着说:"在我看来,医院必须把重点从提供服务转向管理。事实证明,这种重心转移在采纳了我的理念的医疗机构中是成功的。我会见了六位来自不同机构的首席执行官。值得一提的是,这些首席执行官都曾经是护士,因为他们对医疗保健服务的意义有着充分的了解。他们得到了员工的支持。其他首席执行官缺乏这种可信度。我给出的解决方案是简化医疗机构。如果你有创造力,可以把社会问题联系起来,那么你就可以提供医疗保健服务。"

德·布洛克先生解释了布尔茨格是如何简化组织的。他说道:"我们把经济部分和专业部分分开。我们所做的一切都没有报酬。相反,我们创建了一个收入足以支付所有必要成本的组织。与其他医疗机构相比,我们的组织架构有所不同。我们的组织是扁平化的,层次更少,管理成本更低。布尔茨格社区的管理费用是 8%,相比之下,一般的医疗机构是 25% 或 30%。我们的员工都是受过良好教育的医疗工作者,他们可以根据自身在社区看到的情况设计自己的护理模式。因此，我们的员工各有不同模式的相关技能。同时，我们可以花更多的钱来提升护士的教育水平。我们也可以在互联网和支持社交媒体的网络上花更多的时间。我们可以为社区中的每一位居民提供医疗保健服务，甚至是那些没有保险或没有公民身份的人，我们会帮助他们。目前，很多难民也会来到荷兰或欧洲，我们同样会帮助他们。"

德·布洛克先生还谈到了布尔茨格的总体情况和他对该组织的规划："为更好的医疗保健系统做出贡献是我们的责任。在荷兰，布尔茨格覆盖了总人口的 15％～20％。很快，我们将达到 50％的覆盖率。这只是时间问题。我们不需要设定目标。我们扩展到邻近的村庄、城市和布尔茨格所在的邻里社区。我们会在荷兰和全世界不断扩张。我们想提供最好的家庭护理支持。"

④ 关于格捷·范·罗塞尔

格捷·范·罗塞尔是布尔茨格的护士辅导员和国际交流负责人。在 1983 年于奈梅亨大学（University of Nijmegen）获得护理学士学位后，她在荷兰的一家精神病医院开始护士的职业生涯。范·罗塞尔女士还完成了两个硕士学位，第一个是医疗创新，第二个是医疗管理。她后来在荷兰西北部地区担任社区护士，并担任过许多私立组织的护理管理职位。范·罗塞尔女士于 2007 年加入布尔茨格。

⑤ 访谈内容

索菲亚·威登（SW）：说说您的职业背景吧。

格捷·范·罗塞尔（GR）：在 20 世纪 80 年代的时候，我想成为一名区域护士（district nurse）。区域护士是受过专业培训的护士，而社区护士则在患者家中工作，而不是在医院。那时候做一名区域护士非常困难。这在如今难以想象，因为荷兰目前缺乏区域护士的资源。相反，我开始当了七年的社区护士。当我回想起在 20 世纪 80 年代担任社区护士的时候，我意识到布尔茨格的区域护士如今也在以类似的方式工作着。

SW：布尔茨格的区域护士的工作方式真的与 20 世纪 80 年代的社区护士相似吗？

GR：作为社区护士，我那时候的工作很简单。我们有自主权。我们在小型的社区工作。我们有一起工作的同事。管理团队位于很远的地方。管理团队没有怎么监管我们，也没有太多的规章制度。相反，我们自己安排工作。患者的家属、医生，甚至村庄里的每个人都认识我们。我们参与并与整个社区保持密切联系。后来，我看到了这些年来的变化。更多拥有社区护士的组织相互合并，从而使队伍发展壮大。一线护士与组织失去了联系，并为新的行政管理工作而挣扎。护士花在他们被培训过的工作上的时间越来越少。我们需要更仔细地考虑患者的需求。我看到护士的职责越来越分散。在工作初期，我看到助理护士取代了有经验的护士。助理护士负责询问、评估并与患者建立合作伙伴关系。有经验的护士负责做计划。受过更多教育的护士与患者相处的时间却更少。管理团队认为，经验丰富并受过高等教育的护士更擅长行政办公工作和管理助理护士。受教育程度较低的助理护士负责患者的所有日常护理工作。

当助理护士代替经验丰富的护士时，患者就遭殃了。没有护士会负责整个护理流程。助理护士没有受过这方面的教育，无法了解整体护理流程和患者的需求。这种安排对于社会来说代价是非常昂贵的。

SW：在成为一名社区护士之后你做了什么？

GR：我做过护理管理者。在荷兰，医疗行业管理者的岗位描述方法有很多种。我做过护士长、护理组长和经理。所有这些词都描述了管理角色。我刚开始工作的那家组织有150名员工。当我22年后离开时，该组织已经发展到2.3万名员工。所有的组织都在搬迁、合并并成为大型护理机构。我认为这种增长在那个时期的荷兰很典型。

SW：这些是私立的还是公共的组织？

GR：这些都是私立的、非营利性的组织，是由政府支付的组织。

SW：在那时候你和乔斯·德·布洛克一起工作吗？

GR：是的。我们一起工作，但我当时没有意识到。25年前，德·布洛克先生在精神病院工作。后来，他在荷兰东部的一家大型家庭护理组织工作。这个组织和我工作的那个组织不同，但是这两个组织经常保持联系并交流知识。我们见过几次面。2007年，他创办了布尔茨格，并邀请我去做一名护士辅导员。这是一个令人兴奋的提议，我接受了。

SW：是谁提出了护士辅导员的理念？

GR：德·布洛克先生自己想出了一种护士教育模式。在这个模式中，自行组织的团队取代了管理者。德·布洛克发明了护士辅导员的角色。这个重要的角色将为每个自行组织的团队提供支持与帮助。在布尔茨格成立之初，所有这些团队都有一名护士辅导员。

SW：在布尔茨格，护士辅导员的角色是什么？

GR：护士辅导员的工作是协助和支持这些护理团队。他们在团队决策过程中提供建议。辅导员的角色取决于团队的需要。如果是新成立的团队，其辅导员将比成熟团队更积极地发挥支持作用。很多时候，这些护理团队会向他们的护士辅导员寻求建议。

SW：现在布尔茨格有多少护士辅导员？

GR：目前大约有15名护士辅导员在我们这里工作。在荷兰，每名护士辅导员负责一片区域中的大约50个护理团队。因此，护士辅导员经常需要四处奔波。刚开始的时候，我在阿姆斯特丹和周边地区当护士辅导员。

SW：您认为辅导员工作中最有意义和最困难的部分是什么？

GR：有意义的部分是能够拜访团队并了解他们是如何工作的。很高兴看到这些团队在做什么，他们如何与患者和患者周围的整个支持网络保持联系，并听到患者对护理过程的看法。团队中的护理专业人员非常擅长安排整个护理过程并照顾他们的患者。他们找到了我认为管理者和政策制定者永远也找不到的解决方案。在布尔茨格，我们给予团队所需的自由、空间和信任。我们的做法并非说"好吧，你得靠自己"。

参与团队护理过程的一部分并帮助他们找寻自己的方向是很有意义的。一个团队的最佳工作方式可能与另一个团队的有所不同。这些差异有时也让我的工作变得困难。护士辅导员的职责会限制你帮助团队做决策的能力。你不能代替团队做出决策。当我看到团队为制定决策而挣扎的时候，我想帮助他们，我想为他们做出正确的决定，但这不可以由我来决定。这些情况有时是很困难的。

我把布尔茨格从后勤员工到护士辅导员在内的所有员工看作一个整体的团队。作为一个团队，我们都尽力支持那些自行组织的团队，这样才能为他们的客户提供最佳的护理服务。于是，这些客户才能够尽可能自主地享受生活。

SW：什么样的特质可以帮助护士教练更好地在他（或她）的角色中发挥作用？

GR：要有好奇心、对人友善，并对人感兴趣。还要能够观察和倾听团队的意见，并重新关注护理过程而不作评判，这也很重要。此外，与团队保持联系并建立良好关系的能力也很重要。这种团队关系的建立在布尔茨格的工作中非常重要。

德·布洛克先生写的关于我们护理模式的第一本书是关于建立团队关系并提供护理服务的。在为新客户提供服务之前，他们会和他（或她）一起喝杯咖啡。咖啡文化在荷兰很重要。咖啡是社交和与人保持联系的重要方式。一起喝咖啡可以在团队和客户的关系中建立信任。与客户一起喝咖啡的这一安排表明，我们很乐意为他们抽出时间，以及我们的团队将随时在那里为他（或她）提供服务。团队和客户可以通过喝咖啡的方式进行互相了解。团队需要与客户和家属之间建立关系。这种关系的建立与护士辅导员对他（或她）的团队所做的是一样的。

SW：您也会培训其他的护士辅导员吗？

GR：我们会在工作中培训新的护士辅导员。在过去的六个月里，我们又加入了两位新同事。我们为这些新的辅导员提供培训。新的护士辅导员会参与那些更有经验的护士辅导员的工作并从中学习。我们会讨论不同的情况，以及我们如何帮助新来的护士辅导员找到他们自己的工作方式。一位护士辅导员的最佳工作方式可能与另一位护士辅导员不同。像我之前提到的，我们帮助团队找到属于他们自己的工作方式。因为作为一名护士辅导员，找寻属于自己的方式很重要，你的工作必须适合你自己。我们在布尔茨格的工作方式没有统一的标准。

SW：你们同时也会接受来自外部组织的培训吗？

GR：是的。与我们合作的培训组织叫作"合作事务培训机构"（Institute for Cooperation Affairs）。他们在布尔茨格为我们所有的团队和辅导员提供培训。

SW：这个机构提供什么样的培训？

GR："合作事务培训机构"给我们培训了如何进行沟通，如何进行团队协作，如何在一个自行组织的团队中工作，以及如何安排和组织会议。我们使用以解决方案为目的的互动方式。这些方式在团队基于共识做出决策时非常重要。这是一个团队用来做出决策的过程。这些决策与他们所提供的护理服务有关。该机构在布尔茨格为所有护理团队和护士辅导员提供培训。

SW:如果你们有一个由6~12名护士组成的自行组织的护理团队,其中一名护士离职,那么谁来雇用新护士?

GR:团队。如何设计招聘和面试流程也取决于团队。我曾经负责57个团队。我看到了57种不同的招聘、计划和安排面试的方式。有些团队会邀请那些来应聘的护士一同喝茶或吃午饭。其他一些团队会邀请他们参与团队内护士的工作,并在面试前与所服务的客户见面。招聘流程必须符合团队的要求。这些团队也可以向他们的护士辅导员寻求建议或邀请他们参加面试。护士辅导员只为团队提供建议和培训,但是从不为团队选择新同事。

SW:你们通常聘请年轻的护士还是更有经验的护士?

GR:我们更喜欢混合招聘,但是我们很少有机会真正雇佣那些我们想要的护士。我们经常建议团队为新成员建立一个招聘档案。在完成招聘档案之前,需要明确团队的组成和经验,这点非常重要。

SW:你们的护士在患者家中是单独工作还是与同事一起工作?

GR:除了特殊或复杂的情况外,我们的护士总是单独工作。但是每位护士还是会认为自己是团队中的一员。我们的客户也会说有一个团队在照顾他们。

SW:护士可以通过电话咨询在诊所工作的医生吗?

GR:可以,但他们不是诊所的医生。例如这个社区,附近就有一个医生团队。当护士前往一个新的社区工作时,他们必须首先联系该地区内的所有全科医生。这些护士会通过自我介绍和解释布尔茨格的工作方式来确保拜访所有的医生。这个介绍是非常重要的,因为全科医生经常会为患者提供医疗服务。护士还会给医生提供电话号码。如果有患者需要居家护理服务,医生可以打电话联系我们的护士。一旦护士负责一位患者的居家护理服务,那么他(或她)就可以在需要时联系患者的全科医生。

SW:我认为布尔茨格在与全科医生的服务协调方面做得很好。

GR:是的。我们在布尔茨格总是可以看到护士在必要时会与医生取得联系。当护士在患者家中工作时,只在紧急情况下才会打电话给医生。医生了解我们的护士。他们知道布尔茨格的护士只会因为重要的事情给他们打电话。

SW:你们是否会与全科医生共享患者记录?

GR:是的。我们会共享这些信息,但还不是通过电子方式。我们仍在等

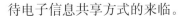

待电子信息共享方式的来临。

SW：医院急诊的情况也是如此吗？如果你们的一位客户有紧急的情况要去医院，你们会知道医院里发生了什么吗？当患者出院回家后，这种交流又是如何进行的？

GR：例如，昨天我和一位社区护士开了个会。她告诉我前一天她拜访了一名客户。在她访视期间，她注意到患者有些不对劲。她给患者做了所有的检查，然后打电话给医生。那位护士和医生交谈并针对患者目前的情况进行了详细的讨论。然后医生打电话到医院和那边的医生讨论这个病例。五分钟后，医生给护士回了电话，说他已经派了一辆救护车。护士随后将情况通知了患者和家属。护士还准备了所有必要的患者信息。她打电话给药剂师，询问了患者的药物清单。患者随后被送往医院，护士则与家属保持联络。第二天，护士赶到医院与那边的护理人员进一步沟通并交流信息。护士持续将患者的最新情况告知家属。她还与医院保持联系，因为患者很快就会出院回家，并将护理的责任转移到她身上。

我认为这种服务的协调是布尔茨格的一个关键优势。这种优势曾经是我们研究过的其他护理系统的一个弱点。关于"住院护理是医院的责任，居家护理是我们的责任"这种说法是错误的。让护士自始至终拥有保持联络的自由也很重要。在其他组织中，护士虽然也知道这种联络很重要，但是，这取决于组织给出的预算。而预算限制了护士的工作。他们只能做那些可以收费的工作。此外，去医院交流患者信息或收集有关潜在客户信息的做法是不被允许的。

医院可能会打电话给护士，询问回家后可能需要延续性护理的潜在客户。在布尔茨格，如果必要，护士会到医院与客户及其家属会面。护士可以在患者回家之前提前将一切所需工作准备稳妥。于是，当患者回到家中时，家人都可以安下心来。这些准备工作同时也让护士很好地了解服务对象的需求。护士有时间了解患者的整体情况，知道他们需要什么，并在他们回家时做好准备。其他机构的护士只有在患者的护理责任从医院转移到家庭护理机构后才能做这些准备工作。

SW：您与邻居、家庭成员和其他与患者亲近的家属一起工作。您把这称为他（或她）的个人网络。护士对整个社区很熟悉。能否举例介绍下您在患者居住的社区内发现的一些资源？

GR：在布尔茨格，我们帮助所有客户实现自我管理。我们同时还关注社区资源，赋予客户属于他们的权利。我们认为自主权是重要的。我们并不是来接管客户及其家人的日常生活，并使其感到麻木的。从与新客户的接触开始，我们就很清楚将如何工作。如果客户的子女不在，我们会打电话给他们，并让客户邀请他们中的一位莅临我们下次的访视。对子女来说，去父母家看看他们能做些什么，了解他们如何参与父母的生活是很重要的。然后我们会向他们说明我们正在做什么，我们将要做什么，以及我们想如何与他们保持联系。在最初的几周里，与家人建立良好的关系是很重要的。在布尔茨格，我们会花时间和精力去了解客户，了解他（或她）的生活中哪些人是重要的，哪些人可能会为他们提供支持。

SW：你们也会与邻居交谈吗？

GR：如果必要的话，我们会的。我们会先征求客户同意。我们会问他们是否与邻居、教堂里的某人或俱乐部里的人关系亲密。有时，护士也会在邻里的街上或附近寻找可以为客户提供照护的人。护士必须有创造力。一个团队在一个社区待的时间越长，他们就越能为客户建立起这个社区的护理网络。团队知道他们的客户如何生活，每周是谁为他们做饭。邻居可能会准备一些额外的食物，把它带给客户，甚至开车送客户去医院。这就是团队如何以一种"有机"的方式与整个网络保持联系。

SW：在患者家中，助理护士可能会给他们洗澡，而护士则会评估他们的压疮。理疗师可能会训练患者的肌肉，而照顾认知症患者的护士则会负责审查患者正在服用的药物。布尔茨格的护士都会做这些吗？

GR：是的。我们的护士大部分都会做，但他们不是物理治疗师。我想是因为在荷兰的工作方式不同于其他国家，有些国家的护士也接受过理疗培训。在布尔茨格，护士没有接受过物理治疗方面的培训。但是，我们所有的护士都是多面手。事实上，所有在布尔茨格工作的员工都是多面手。在我们的团队中，总会有人负责早上的访视、洗澡以及处理伤口。例如，团队中可能有一些护士在认知症方面受过更多的训练或更有经验。那么这个人可能就会负责认知症患者的护理服务。这一责任并不妨碍其他护士访视认知症患者。这名责任护士会为其他的同事提供认知症护理方面的培训。

SW：对于患者来说，每次都是同一位护士过去访视吗？

GR：不是的。唯一的例外可能是客户每一到两周需要一次咨询服务。然而,我们的大多数客户更需要的是常规护理服务。对于每周三次、每天,或每天两次的访视,不同的护士将来到客户的家中提供服务。护士人数取决于团队的规模,最多 12 名护士。对于每天需要护理两次的患者来说,最多需要 7 名不同的护士。

SW:如果护士需要做所有这些不同种类的工作,他们必须保持谦卑。他们是否曾经拒绝过完成某项工作任务,比如说给患者洗澡?

GR:我不认为这是谦卑的问题。我们看到的是护理的一部分。给客户洗澡和复杂的护理技能一样重要。护士都会意识到这一点,所以对我来说,这不需要谦卑。

SW:在你们国家随处都可以看到这种态度吗? 具有这种态度的护士遍布整个荷兰吗? 还是说布尔茨格的护士是独一无二的?

GR:我认为这应该是每一名护士的基本态度。然而,这种态度在近几年已经不复存在了。如今整个护理体系和组织都在改变本科护士和区域护士的岗位职责,引导他们只执行技术性的护理工作。组织会认为,这些护士受教育程度太高,做简单的工作成本太高。这些护士最后都在办公室做着行政工作。我认为采取整体护理的方法很重要。在布尔茨格,我们看到的是客户的整体性,以及他们的健康状态。我认为这有助于护士从根本上看待他们的职业。

SW:护士的教育体制是否也导致了这种错误的态度?

GR:也许吧。如果教育体制得到改变,也许会有所帮助。如今,本科护理教育几乎忽视了真正的基础护理内容。相反,目前教育更偏重于管理或其他方面的内容。

SW:您谈到了护士的自主性和专业性。您还提到了护理的延续性,只有 7 名护士会去访视同一位患者。这种基础护理提高了护理质量,但也影响了成本。在布尔茨格,您设法降低或至少维持了成本。这是如何做到的?

GR:我们所看到的是,我们的服务价格便宜了。我们花费更少,因为我们花时间建立关系。在客户护理过程的初期阶段,建立关系是需要花费时间的。虽然我们花了更多的时间,但在建立这种关系后,我们也节省了更多的钱。因此,我们知道如何为客户进行有效的自我管理。我们还知道如何减少时间、成本和保持低级别的护理服务。这是降低成本的一个重要因素。

我们也有受过高等教育的护士组成的小团队。这些护士一起工作,互相了解最新情况。这些小团队可以防止不必要的客户访视。在其他组织和团队中,我知道不必要的客户访视情况经常发生。这些团队很少互相联系并交流信息。这些团队把自己的护士从患者情况中抽离出来,使他们不知情。因此,护士对自己的客户来说变得很陌生。护士只是收到前一天晚上的时间表,然后确保完成自己的工作任务。如果他们的任务是换绷带,他们就不检查伤口,直接包扎。

在这些团队中,没有沟通,没有互动,也没有互相帮助。从长远来看,这种工作方式比我们现在在布尔茨格的工作方式更昂贵。我们非常了解情况并彼此认识。在布尔茨格,我们知道我们的护士会在发现客户的问题时做出适当的反应。在我之前给出的例子中,当护士走进房间访视患者时,她注意到患者有点不对劲。这位护士认识她的服务对象,并对当时的情况做出了适当的反应。

我们的小团队还减少了非计划性再入院的例数,这同样使得布尔茨格的护理模式更便宜。我们受过高等教育的护士知道他们的团队里发生了什么。这些信息有助于他们在早期阶段联系全科医生。如果护士注意到患者有问题,他们可以尽早干预,看看需要什么。然后护士可以要求全科医生过来或做任何需要做的事情。如果他们仅仅是等待干预,那么很可能会导致又一次非计划性再入院的发生。

SW:您能告诉我们一些关于您即将担任的布尔茨格国际交流负责人的相关工作吗?

GR:是的。大约一年前,德·布洛克先生让我考虑担任布尔茨格的国际交流负责人。我是一名来自阿姆斯特丹的护士辅导员,喜欢接待国际访客。我的工作帮助布尔茨格的国际影响力实现稳步上升。来自他国的人们居住在阿姆斯特丹,并想要参观布尔茨格。作为一名负责该领域的护士辅导员,我喜欢接待国际访客,为他们介绍布尔茨格的情况。这就是我成为国际交流负责人的原因。我融合了护士辅导员和国际协调员的角色。我最近决定全职担任布尔茨格的国际交流事务。这对我来说是个重大的决定。作为一名护士辅导员,我喜欢结识团队,与他们在一起,并聆听他们的经验和进程。另一方面,全球化发展如此之快,令人惊叹。我想成为全球发展行动的一部分。我很高兴自己决定全职从事国际工作。

德·布洛克先生是我们国际交流工作的第一线。国际组织和政府邀请德·布洛克先生作为演讲者,介绍他为什么以及如何创建布尔茨格。他是个喜欢旅行的梦想家。

他在布尔茨格的前线工作。一旦他传播了布尔茨格的理念，我就会紧跟着介入，尽可能地进行协调和跟进。我可以看到我们正在进入一个新的阶段。我们已经投资多年了。我们努力向全世界介绍我们是谁，我们做了什么，我们还在做什么。现在，我们必须采取一些具体步骤。一些国家想要启动项目或者已经启动了与布尔茨格的合作项目。我们必须考虑建立社交平台、特许经营、合资和培训项目。我们必须为这些新项目制定一个培训计划。对于布尔茨格来说，下一步是激动人心的。结识来自其他国家及文化的新朋友，看看我们在不完全模仿的情况下如何互相帮助，这将会很有趣。我想我们会成功的。

SW：布尔茨格的战略规划是从一开始就向国际化扩张吗？

GR：并不是的。大家都希望我们可以扩大规模。我想这就是布尔茨格的运作方式。我们没有未来五年的全球战略或结构性规划。我想我们的未来会不期而至。所有那些来自国外的兴趣使我们感到惊讶。布尔茨格是通过许多介绍我们的模式和理念的出版物而发展起来的。

SW：请更多地谈谈国际化扩张的状况。布尔茨格目前处于什么位置？

GR：我们在美国进行了投资，我们与明尼苏达州斯蒂尔沃特市（Stillwater）的一个小团队合作。我们在瑞典也有两支护理团队。一对曾住在荷兰的瑞典夫妇以"邻里护理"（Grannvård）的名字创立了这两支瑞典护理团队。妻子曾在荷兰的布尔茨格工作。她有了一个主意，问我们她是否可以在瑞典成立一个团队。这是我们在布尔茨格工作的一个很好的例子。人们可以自由地提出新的想法，并看到它是如何运作的。这就是"邻里护理"在瑞典的起步。

SW：布尔茨格也投资了"邻里护理"吗？你们还做过哪些投资？

GR：是的。布尔茨格投资了"邻里护理"，但我认为它其实是创始人的投资。妻子投入了她的时间。在另一个国家成立两支护理团队需要每周 7 天，每天 24 小时的不懈努力。

除此之外，我们也在日本投资。这个项目的启动是日本教授佐藤子（Satoko Hotta）和德·布洛克先生之间成功进行信息交流的另一个例子。在与一个日本组织合作几年后，我们在东京成立了橙十字（Orange Cross）基金会。我们开展这个项目已经有一年了。共有 45 家组织签署了这个项目。每家组织都制定了过渡计划。我们试图通过完成过渡计划并提供关于如何运作我们的护理模式的培训来为他们提供帮助。昨天晚上，我收到了这个项目的一位团队成员的邮件。他非常自豪地宣布他的第一支布尔茨格团队在日本成立了。这是个好消息。

SW:现在日本共有多少支布尔茨格团队?

GR:目前这是第一支团队。我们在这个项目中有 45 个组织。下一步是这些组织向橙十字基金会申请许可证。然后我们将继续为他们提供培训和建议。上一周,有一支 30 人的日本护理团队来到布尔茨格访问我们,针对我们的护理模式和经验进行了为期一周的培训。

SW:你们是在哪里提供培训的? 你们提供什么类型的培训?

GR:这次,我们的日本访客在荷兰的一个小城市住了一个星期。我们为他们的来访制定了一个培训计划。该计划的目的是分享布尔茨格日常工作的经验和实践。我们在这个城市有很多护理团队。该计划还包括三天的联合团队活动。来自日本的护理团队因为比其他访客更了解情况,所以接受了更多的实践训练。在最初几天的联合团队活动之后,来自日本的团队理解了我们的工作理念。他们理解了以客户为中心、护士的自由、团队的信任以及关系的建立等概念。

SW:实践经验的培训是如何开展的? 你们也有人在日本为他们提供培训吗?

GR:是的。日本的佐藤子教授正在根据日本的情况对布尔茨格模式进行调整。她做得非常好,她的工作对整个项目都很重要。

SW:您认为她是如何连接你们的模式的? 她将模式中的哪些关键元素翻译为日文?

GR:她对整个布尔茨格模式十分了解。有时候,当我和德·布洛克先生听到她的谈话时,我们会说,她比我们更了解这个模式是如何运作的。这很重要。她也是一位聪明的女士。她对日本的环境和医疗体系非常了解。在日本,她是应对老龄化问题的领导者。她可以把我们的模式转换成符合他们情况的本土模式。这个本土化的过程可以帮助医疗机构将布尔茨格的理论更好地应用到日本。

SW:你们还在其他的亚洲国家开展工作吗?

GR:是的。我们正在新加坡和韩国寻找机会。我们即将在韩国获得一笔拨款。我们与有兴趣和我们合作的政府和组织保持联系。在中国的上海,我们也有一支小规模的一线团队。

SW：德·布洛克先生经常出差吗？

GR：是的。他经常去亚洲和欧洲出差。他四处奔波建立关系网。德·布洛克先生的工作非常出色。他很擅长建立一个完整的关系网。他在不同的国家寻找合适的合作伙伴。这个网络帮助他找到要启动模式的组织。

SW：您是与荷兰所有团队及个人保持联络的人吗？

GR：是的。我和德·布洛克先生合作。我会跟进他的工作，并根据他的需要为他提供帮助。我还要准备我们所谈论的培训课程。我是和所有人都保持联系的人。我还需要考虑布尔茨格的潜在合作方。这就是我目前的工作角色。国际交流对我们来说是崭新的。我们正在逐步探索我的角色，从而了解我们的需求。我们与德·布洛克先生保持着密切联系。重要的是要知道他认为什么是正确的，他想去哪里，以及他需要什么帮助。

SW：非常感谢您在布尔茨格分享您的经历。

GR：谢谢你，索菲亚！

（访谈结束）

支持照护者

——对玛丽·米特尔曼（Mary Mittelman）的访谈

引言

纽约大学照护者干预项目是一个基于循证的项目，为照顾认知症患者的配偶、伴侣和家庭成员提供支持。玛丽·米特尔曼博士和她所在的纽约大学医学院实验室的临床专家们在近30年的时间里开发并测试了这种干预方法。在过去的十年里，有很多关于纽约大学照护者干预项目的社区实践。为了满足对经过培训的咨询师的需求，米特尔曼博士和她的团队为社会工作者和其他社会服务临床人员创建了一个在线培训课程，并从而获得干预的认证，这样他们就可以把它引入他们的组织或社区。基础培训是一个10小时的课程。如果学习者完整读完所有的案例研究，那么这门课需要花20个小时。

这项干预研究始于1987年，当时美国国立卫生研究院（National Institutes of Health）资助了一项随机对照试验。研究者发现干预组的照护者更少患有抑郁症状，对收到家人和朋友的支持更满意，对认知症患者的相关行为反应较弱，并且比接受纽约大学在实验室提供的常规治疗的对照组来说，身体更健康。这些改变使照护者能够让患有认知症的配偶或伴侣在家陪伴的时间比对照组平均多出一年半。当他们的爱人搬进养老院或去世时，他们也能更好地应对。

在研究期间，当对照组的照护者请求帮助时，咨询师会做出回应。然而，对照组相比干预组少了6次为家属提供的咨询服务。研究人员得出结论，动员家庭支持是促进照护者健康的最重要因素。

大多数情况下，照护者希望他们身边的认知症患者尽可能长时间待在家里。

　　干预的组成部分包括个人及家庭咨询服务,支持小组参与的建议,以及根据需要提供临时咨询服务。个人及家庭咨询服务会在 4 到 6 个月内进行全面的评估。咨询师在整个护理过程中以及认知症患者死亡后的两年内提供支持。这种咨询服务包括护理指导,有时还包括对照护者的家人进行心理疏导,以及针对照护者的需求和愿望,提供个性化的咨询服务。大多数情况下,这些愿望包括能够让患有认知症的家庭成员待在家里的时间更长,而不是把他们送到养老院。

　　照护者,尤其是认知症患者的配偶或伴侣,经常与家人和朋友隔绝。他们可能会因为疾病带来的耻辱感而避免与他人交往。他们也可能不知道如何或者说合理地向家人和朋友开口。一些心怀好意的家庭成员也可能不知道如何以一种帮助和支持的方式与患者的首要照护者互动。照护者通常会等到他们或他们患有认知症的家属陷入困境时才寻求帮助。他们经常被置于这样的境地——即在缺乏对认知症的相关知识,并在缺乏对认知症患者或自我照顾上的最佳选择的情况下做出决策。

　　纽约大学照护者干预项目中的针对照护者及其家人的咨询课程的重点在于,通过增强家庭互动的积极方面和减少家庭互动的消极方面来改善对照护者的社会支持。干预将根据需要提供教育,包括有关认知症的病因和可能出现的症状,以及照护者的家属可能要面对的疾病进展。咨询师帮助照护者及其家人制定一项计划,以便在目前和将来实现共同照护。在研究期间,干预措施获得了联邦拨款资助,并免费向照护者提供。

　　2015 年秋,纽约州州长安德鲁·M. 科莫(Andrew M. Cuomo)向纽约大学朗格尼医学中心(NYU Langone Medical Center)提供了一笔为期五年的 750 万美元的赠款,用于启动家庭支持项目。该项目为那些在纽约市照顾患有阿尔茨海默病和相关认知症患者的家人提供支持、咨询和社区资源转介服务。整个纽约州共资助了十个此类项目,其中一部分是基于研究和已证明的结果,如米特尔曼博士和她的团队开发的干预措施,这些结果为咨询和支持干预措施的有效性提供了循证依据。米特尔曼博士说:"这项资助是一个独特机会,可以为那些照顾阿尔茨海默病患者的家人提供最佳照护和支持服务。这些照护者在照顾患有认知症的家人时,自己的身心健康也面临着难以想象的负担。"

纽约大学照护者干预项目的研究结果已在同行评议期刊上广泛发表。在过去的十年里,许多政府支持推广了这些干预在美国社区的转化实践,并开展了新的随机对照试验。其中,期刊论文《将研究转化为实践:基于社区的认知症照护者干预的案例研究》详细介绍了纽约大学照护者干预项目在明尼苏达州的 14 个研究点实施时面临的挑战和结果。

美国阿尔茨海默病协会的一份报告描述了一个研究模型,该模型预测了如果认知症患者家中的照护者参与纽约大学的照护者干预后对明尼苏达州的经济影响。在预测中,研究人员估计,如果有 30% 的照护者参与干预项目,在 2010 年至 2025 年间,该州将节省高达 1.25 亿美元的直接医疗成本。

匹兹堡大学卫生政策研究所(University of Pittsburgh Health Policy Institute)的一份报告呼吁在州和联邦各级进行基于循证的政策调整,从而更好地支持家庭照护者。该报告承认对照护者的支持是有益的,并提出建议指出,此类项目目前还不足以满足日益扩大的需求。

米特尔曼博士还创立了"难忘之团"合唱团(The Unforgettables Chorus)。这个在纽约举办的合唱团是由认知症患者及其家人和朋友组成的。合唱团给成员们提供走出去的机会,享受在一起学习唱歌和表演的时光。它同时也为照护者提供了社会支持。当他们定期为社区排练和表演时,照护者能够在正常的环境中与他人进行互动。《赫芬顿邮报》(Huffington Post)、《纽约每日新闻》(New York Daily News)和《国家先驱报》(National Herald)(希腊一家在线报纸)等媒体都曾报道过这家合唱团。它还被包括 ABC 新闻和 PBS 在内的新闻节目播出。米特尔曼博士希望增加类似"难忘之团"的合唱团的数量。她还计划对认知症患者及其照护者参与此类合唱团的益处进行深入研究。

在本次采访中,米特尔曼博士讨论了纽约大学照护者干预项目从成立到如今发展近三十年来的历程。她还详细介绍了一些其他的创新性照护者干预的有关计划。

② 关于玛丽·米特尔曼

玛丽·米特尔曼是纽约大学医学院精神病学系的研究教授。她是一名流行病学家,三十多年来,她一直致力于为认知障碍患者及其家人开发和评估心理社会干预措施。二十多年来,她一直是美国国立卫生研究院资助的纽约大学照护者干预研究项目的首席研究员。该项目的干预结果已广泛发表。

米特尔曼博士获得了许多奖项,包括关于阿尔茨海默病和认知症领域的首个全球心理社会研究奖。纽约大学的照护者干预项目被称为"针对认知症患者及其照护者的最佳循证干预"。该奖项由阿尔茨海默病国际基金会和梅德里克(Médéric)阿尔茨海默基金会共同颁发。米特尔曼博士和她的同事为社会服务专业人员开发了在线培训课程,以及远程医疗版的纽约大学照护者干预项目。

在过去的十年中,米特尔曼博士也一直在评估和开发那些包含认知症患者和照护者的干预措施。她是认知症患者及其家人所组成的合唱团的创始人,该合唱团名为"难忘之团"。合唱团在曼哈顿的圣彼得教堂排练并定期举行音乐会。

3　访谈内容

吉恩·加利亚纳(JG):是什么促使您开展纽约大学照护者干预项目的?

玛丽·米特尔曼(MM):我最初的动机,以及我认识的大多数从事家庭护理工作的同事的动机,是我们有一位患有认知症的亲戚或朋友。很可能有一天我们中的许多人也会患上认知症。我是一名经过培训的精神病流行病学家。我起草了一份用于研究家庭的拨款提案。我把它寄给了史蒂芬·费里斯(Steven Ferris),他现在是纽约大学阿尔茨海默病中心的负责人。他向我介绍了四位女士,她们已经制定了帮助家庭照护者的策略。在对认知症患者进行评估时,她们与照护者交谈并给予帮助。我问这四位女士:"这些照护者之间有什么共同之处?"她们回答道:"并没有。"我说:"嗯,我是个流行病学家。我想起草一份拨款提案来测试你们所做的工作是否有效,"我需要一个主题,"这些照护者有什么共同点吗?"她们坚持认为,这些照护者之间没有一个共同的特定主题。我认为她们比我了解的更多,并且主题应该是"每位照护者都是不同的"。这意味着,要想行之有效,我们必须针对每位照护者的长处、短处和需求进行个体化的干预。

我为纽约大学的临床医生提供了照护者干预的结构框架,并于1985年底草拟了一项拨款提案。该项目于1987年8月开始获得资金。国家精神卫生研究所最初支持它。国家老龄化研究所于 1991 年接管了这项基金,并建议以正规的方式进行照护者咨询和支持的随机对照试验。为了获得照护者和他(或她)所照顾的认知症患者的概况,我们从一个全面的评估开始。在最初的研究中,所有的照护者都是患者的配偶或伴侣。在九年半的时间里,我们最终招募了 466 名照护者。第一组是 206 对夫妇。然后我又获得了第二笔资金,又招收了 200 名照护者。我一开始获得的是为期 4 年的资助,后来我连续获得了 20 多年的资助。

我们对其中一些照护者进行了长达 18 年的随访调查。当认知症患者还住在家里时,我们的失访率不到 5%,这在老年人群中是很不寻常的。大多数照护者也是老年人,因为他们是配偶或伴侣。我认为失访率低的原因是,即使是对照组也得到了很多支持。干预有一些结构化的部分和一些非结构化的部分,还有评价与建议。然后对照护者进行随机分组。治疗组的照护者接受了六次针对个人及其家人的咨询服务。首先是为配偶或伴侣的照护者进行单独咨询,然后进行四次家庭咨询,然后再进行另一次的单独咨询。

JG:有多少照护者的家庭成员参与?

MM:两名或两名以上。我们有多达十三名家人的参与。我们认为"家人"就是照护者认为是家人的所有人。对于照护者来说不一定是家属。如果照护者觉得像家人,那么也可以是他们最好的朋友。我们从来没有 18 岁以下的孩子参与,但有时我们在一个房间里有三代人。来自不同文化背景的家庭规模也不同。

在第一次单独咨询后,接着是四次家庭咨询,然后是另一次单独咨询。然后我们进行了随访评估,在这个时候,我们会建议照护者加入支持小组。在照护者及其家人需要帮助的任何时候,咨询师都可以提供帮助。他们会给每位家庭成员发一张卡片。最初,临时咨询并未明确定义为正式咨询的一部分。我们注意到家人在寻求其他建议、转介和支持时会打电话给咨询师,他们经常评论说这是多么重要的资源。因此,我们把它加入纽约大学照护者干预的正式组成部分,称之为"临时咨询服务"。即使照护者没有打电话,他们也会在随访时说:"我觉得我应付不来,然后我想起我有你的名片。我之所以能够应付,是因为我知道我可以打电话给你。这张卡片就像一个救生圈。"

由于这个项目的人性化设计,我们没有办法阻止人们获得帮助。非安慰剂干预的对照组通常会打电话给心理咨询师。当他们带着一位认知症患者一同前来的时候,他们通常会找咨询师。他们没有得到的是家庭咨询服务。出于这个原因,我们开始相信,家庭参与部分是这个项目中非常重要的组成部分。

将所有干预整体实施是至关重要的。例如,你不能单独提供家庭咨询,即使它是最有效的成分。《公共科学图书馆·综合》上的一篇报告详细介绍了荷兰的一家组织,该组织试图独自使用家庭咨询的干预,并在一年的时间内定期提供服务。然而并没有成功。纽约大学照护者干预项目是一个整体,每个组成的部分都有贡献。这就像烤蛋糕。你不能把一种配料拿出来,却得到同样的蛋糕。如果你拿出来了,就会做成一个不同的蛋糕。

咨询的每个部分都是个性化的,并致力于满足参与者的需求。咨询师总是试图让照护者明白让家人参与的重要性。在结果发表之前,有一位女性照护者和艾玛·舒尔曼(Emma Shulman)以及我一起出现在《目击者新闻》(*Eyewitness News*)中。艾玛和我在一个办公室里工作了五年,她一直到98岁都在和我一起工作。她、我和照护者都受邀接受了那次采访。在访谈过程中,我偶然听到照护者说,如果没有咨询师的话,她是活不下去的。

我仍然记得那位照护者是对照组的。我担心,如果她心存感激,那么干预组和对照组之间的结果就不会有什么显著差异。几个月后,她把丈夫送进了养老院。我们为所有发生的事情都准备了调查问卷。我们问她为什么要把她的丈夫送进养老院。她说:"我的儿子们从来没有帮助过我。"她没有得到的一项服务就是家庭咨询。那么,我们如何知道她是否请求过儿子们的帮助,如果她请求帮助,她的儿子们是否会帮助她? 家庭咨询可以改善这种状况的原因有很多。在一些家庭中,照护者会说:"他们应该主动提供足够的帮助。我不需要请求他们。"其他照护者会说:"他们有自己的生活要过。他们不应该被打扰。我要自己做这件事情。"其他照护者则完全保持沉默。

社会支持是我们发现的所有不同结果的催化剂。与接受安慰剂治疗的对照组相比,治疗组的照护者抑郁症状更少。尽管认知症患者的行为没有改变,但他们对患者行为的应激反应要轻得多。他们对健康状况有着更好的自我评价。这些都是政府喜欢看到的结果。我们将照护者在干预组的患者安置到护理机构的时间,相比于对照组的患者,延迟了一年半。两组照护者对社会支持、来自家庭和朋友的情感支持和来自家庭和朋友的帮助的满意度,以及主要照顾者感到亲近的人数,都产生了显著差异。这些指标也同样适用于所有其他结果。

一旦证明干预是有效的,我就觉得,虽然这不是大学教授的工作,但我的工作是让它尽可能被广泛地应用。大多数在大学里工作的学者专注于获得终身职位、升职和更多的科研经费。我想我可能会牺牲一些,因为我专注于提供那些干预。

我在同行评议期刊上发表了关于干预的文章。但这些读者并不是干预所支持的那些人群。我们面临的挑战是将干预行动与它能够支持的数百万人联系起来。

接下来的发展是,人们会开始以他们认为正确的方式实施干预,而不是我们设计的方式。但是他们没有得到同样的结果,因为他们没有正确地去做。那时我们知道,我们必须详细公布干预的过程。因此,我们写了一本书,名为《阿尔茨海默病照护者的咨询服务——为医疗保健专业人士提供的资源》,该书于2003年由美国医学协会出版社出版。

JG:当您听说其他组织只是进行部分干预时,一定会感到很失望吧?

MM:是的。荷兰的那家组织决定只进行家庭干预。他们每三个月进行一次家庭咨询,但每四个月测量一次结果。一年后,他们没有获得积极的反馈结果。最后,我对这项资助的首席研究员说:"如果你被告知每六小时给你的孩子注射一次青霉素,你却把它间隔开来,每天只给注射一次,你认为这还会得到同样的结果吗?"我们担心这些组织不会适当地进行干预。

这促使我们开发了一个正式的线上培训课程。我们从国家老龄化研究所获得了一笔小型企业创新研究经费,用于拓展详细的培训。我们与医疗保健交互公司(Healthcare Interactive)合作创建了在线培训项目。该培训包括具有针对性且宽泛的个案研究视频以及文字和视频的分析讲解。现在,世界上的所有组织都可以培训他们的员工如何正确、完整地实施纽约大学照护者干预项目。

我们开发了那个培训,然后进行了针对该培训的聚类随机对照试验。我去年参加阿尔茨海默病协会在华盛顿举办的国际会议时作了报告,我们的随机对照试验结果表明,接受面对面培训和线上项目培训的两组临床医生,在干预知识和对干预措施的了解上没有差异。除此之外,线上培训比我们之前做的面对面培训更有价值,因为培训可以在深夜进行,也可以在周末进行。即使你失去了一名员工,也不需要我回来亲自培训新上岗的员工。

JG：请谈论一下您在明尼苏达州进行的试点项目。

MM：大约在 2007 年或 2008 年，美国老龄化管理局开始向各州发出呼吁，要求各州为开展基于循证的干预试验申请资金。明尼苏达州是纽约大学照护者干预项目的第一个转化地点。你可能看过《健康事务》的一篇期刊论文《将研究转化为实践：基于社区的认知症照护者干预的案例研究》。他们招募了 280 名照护者。加利福尼亚州、佐治亚州、威斯康星州、佛罗里达州、弗吉尼亚州和内华达州也接受了老龄化管理局提供的资助，对纽约大学照护者的干预进行他们所谓的"社区转化"。

此外，罗莎琳·卡特照护研究所（Rosalynn Carter Institute for Caregiving）资助了在佛蒙特州、内华达州和纽约市的一家提供居家护理服务的机构进行的试点研究。我们还在澳大利亚、英国和美国各地进行了三个国家的对比研究。这项研究的结果与最初的研究相似，显著降低了照护者的抑郁症状。

我意识到，有许多照护者无法获得干预，要么是因为他们住得离经验丰富的咨询师很远，要么是因为他们的家庭成员离得太远。我致力于让尽可能多的照护者了解干预的原则。我开始考虑农村照护者和许多会阻碍他们获得面对面咨询服务的其他因素。他们可能住在斯塔滕岛（Staten Island）或布鲁克林（Brooklyn），到不了这里；他们可能不喜欢在晚上开车，他们的孩子只有在晚上才有空。我们开始收到那些住在不同州的家庭的请求。他们想通过电话参与。我听过几次这样的请求，我想："我们应该使用视频会议来进行这种干预。"

我们于是开发了干预项目的视频会议版本。这种版本的区别仅仅在于人们不必在同一房间参加干预项目。我们使用 Zoom 软件，我之所以选择它，是因为有几位认知症患者正在使用它来召开电话会议，所以我想："如果他们能做到，我们就应该使用它。"我们将通过使用这项技术为更多的照护者提供服务。

我们目前正在进行一项随机对照试验，将线上干预与电话咨询的效果做比较。如果没有充分的证据作支持，我不想推出它。我今早才刚发现我们有 28 名照护者参加了随机对照试验。我们希望到今年年底能达到 240 名照护者。我们现在在很多州都有咨询师在招募照护者。

JG：有多少组织已经实施了该项目？

MM：我估计有 14 个社区转化和新的随机对照试验。我们最近在以色列完成了一项试验，其结果与纽约大学的研究相似。这些结果将很快发表。我们也在巴黎与圣约瑟夫医院合作。我们希望在法国其他地方也实施干预。对我来说，没有地区的限制。

JG：除了英文以外，干预培训还有其他语言版本吗？

MM：干预培训目前只有英文版本。同时，我们用昆士兰大学获得的一小笔资金在澳大利亚开发了它。我是一名研究顾问，我的同事有一份转包合同。有了这笔资金，我们翻译了一些不属于澳大利亚的单词。例如，"照护提供者"（caregiver）变成了"照护者"（carer）。培训课程由一位澳大利亚的本地人讲述。我们在澳大利亚培训照护者的一年后，我们录制了一段视频，其内容是一位经验丰富的咨询师为一个澳大利亚家庭提供现场咨询服务。我们在线上培训中提供了所有相关课程、评价与建议，以及针对一个澳大利亚家庭的个人和家庭咨询视频。家庭环境不同、文化背景不同、期望不同，语言也不同。这就是我们为澳大利亚量身定制培训的原因。

JG：您打算把这种干预项目也推广到其他国家吗？

MM：是的。但我也希望培训与文化相关。我们应该首先提供现有的培训，然后将其根据不同文化背景进行转化。我们将通过培训说英语和该国语言的人员来实现这一目标。这不是简单地翻译语言的问题。我们需要了解每个国家在照护方面存在的其他文化背景相关问题。

JG：您是否提倡改变政策以便保险公司报销所提供的干预？

MM：我认为，我们对药物的依赖和医生的传统做法不足以应对长期护理和那些引起认知症的疾病护理。作为一种现有的文化，人们不重视像纽约大学照护者干预这样的支持项目。是时候让保险公司了解治疗照护者的重要性了，尤其是在不存在改变疾病的药物的情况下。为照护者提供帮助可以为他们节省身心治疗的费用。我们没有像应该做的那样经常去思考这个问题。此外，我们还提到了为认知症患者实现的成本节约，因为在对照护者进行干预后，平均而论，患者可以在家中多住一年半的时间。

我与医疗保险和医疗补助服务中心进行会面。他们建议我们寻找一个机会，在一家管理式医疗公司中进行试点测试，这样我们就可以证明，我们正在节省医疗成本，不仅是为认知症患者，还为受保人中的照护者。

我们需要找到正确的联络部门和立法后盾作支持。目前参议院里正流传着一封关于照护者干预的信。信中提到了纽约大学照护者干预项目和其他一个类似项目。在这两者的背后都有证据表明，为患者和照护者提供干预是有利的。

JG：请讲述一下纽约大学最近从州政府获得的资助经费。

MM：这对我们来说是一笔令人兴奋的经费。在 2015 年的秋天，纽约州州长安德鲁·M. 科莫向纽约大学朗格尼医学中心提供了为期五年的 750 万美元的赠款，为整个纽约市的阿尔茨海默病和相关认知症患者的照护者提供支持、咨询和社区资源转介服务。

JG：您还在设计其他的照护者支持干预吗？

MM：我们认为，患有其他慢性疾病的老年人，比如多发性硬化症，也可以从这种干预中受益。我的一个好朋友死于多发性硬化症。我想这个家庭也会从类似的家庭干预中受益。我们还提交了有关针对颅脑外伤的相同范式设计和评估干预措施的提议。

我们将在纽约州资助的家庭支持项目的新一轮五年规划中进行一些创新，我们将在纽约市的五个行政区提供照护者支持。西北大学（Northwestern University）的达比·莫哈特（Darby Morhardt）开发了"伙伴计划"（Buddy Program），让一年级的医学生成为认知症早期患者的伙伴。我们的规划包括对模式的扩展，使纽约大学所有的在校生都能与早期认知症患者结成伙伴关系。他们有很多知识和经验需要互相学习。该项目还将为照护者提供暂时的休息机会，让学生作为临时照护者陪伴认知症患者。学生和认知症患者都将获得宝贵的经验。工程学院曾经有人问我，他们专业的学生能从这次经历中得到什么，我回答说："工程师可能需要为有缺陷的老年人设计产品。为什么不找位老年人谈谈，让他们更好地了解什么是有效的产品呢？"

我们还计划增加一个同伴指导项目，这个项目已经在其他方面取得了成功。我们将邀请那些有长期照护经验的人作为导师，来指导其他照护者。这些导师可能已经失去了他们的认知症患者，或者只是有时间。他们可能希望分享他们的经验和他们所学到的知识，比方说如何获得他们所需的帮助。这些导师可能会为那些新照护者提供一些建议，让他们在与家人和朋友谈论自己作为一名照护者时感到更自在。如果他们不谈论自身的情况，他们会变得孤立和不知所措。我已经问过"难忘之团"的两名团员，他们已经失去了患有认知症的伴侣。他们都想成为其他照护者的导师。

我们将与那些因疾病的耻辱感或其他原因而试图对认知症诊断保密的照护者进行联系，并为他们提供咨询和支持。也许他们自己不想承认诊断结果。我想找到那些照护者，帮助他们减轻压力和孤独感。我想让他们与那些同为照护者的导师讨论他们的情况，并最终能够与他们的家人和朋友讨论这个事情。

JG：如今，你们的新项目中有多少照护者参与？

MM：在纽约州的资助下，我们希望每年为 600 名照护者提供服务。

JG：您还有什么想分享的吗？

MM：我想每个人都对药物试验以及药物如何改善认知功能的研究感兴趣。我认为我们应该同样关注患者的健康状态和生活质量。即使面对功能或认知的衰退，如果我们为他们和他们的照顾者提供适当的支持，他们也可以有良好的生活质量。这就是为什么我们开始为认知症患者和他们的家人组织合唱团。我们发现，即使是处于认知症中期的人，也可以学习新歌，与家人一起表演，并为社会带来欢乐。在参与这些活动后，他们的生活质量可以说要好得多。

JG：谢谢您带来的有趣的讨论。

MM：感谢你对我们开发、评估和传播心理社会干预的工作感兴趣，这些干预可以改善家庭照护者及其照顾的认知症患者的健康状态。

（访谈结束）